氣の呼吸法
全身に酸素を送り治癒力を高める

藤平光一

幻冬舎文庫

はじめに

私は今年で八十八歳になりましたが、今日に至るまで半世紀以上にわたって、「氣の呼吸法」を、日本をはじめアメリカ・ヨーロッパ・ロシア・アジア・オーストラリアなど、世界中の国々で普及させてきました。

「呼吸」を正しい方法で行えば、あらゆる病を治癒させる力となります。なぜならば、現代病の多くが、細胞の酸素不足から生じているためです。

細胞が酸素不足になっていると、身近なところでは、手足が冷え、頭痛・肩こりが生じ、肌が荒れたりします。また、舌や爪の状態が悪くなったり、目が充血することもあります。さらにガンや脳血管障害なども起きやすくなってしまいます。

このため、健康を保つには、毛細血管のすみずみまで、酸素を行き渡らせることが重要となります。

ところが、現代人はストレス社会にあって、イライラしては毛細血管を縮めてお

り、スムーズに酸素を運ぶことができずにいます。また不自然な姿勢をすることで、血流を阻害してもいます。そのため、ストレスに対して弱くなっているのです。

それでは、どのような呼吸を行えば、健康を保つことができるのでしょうか。

世間には、瞑想呼吸法や丹田（たんでん）呼吸法、ヨガ呼吸法など、さまざまな呼吸法があふれています。中には、何秒吸って、何秒止めて、何秒吐く、といったものや、息を吸うときに、下腹をふくらませ、息を吐くときに下腹をへこませるというものもあります。

しかし、力強く吸ったり、故意に息を止めたり、腹に力を入れたりしていると、毛細血管が収縮し、うまく酸素が運ばれません。それは一時的に肺の空氣を入れ替えるだけの呼吸でしかないのです。

そこで身体のすみずみまで酸素を行き渡らせることのできる全身呼吸が、本書で紹介する「氣の呼吸法」です。

この呼吸法は、神道に古くからある、みそぎの呼吸法「永世（ながよ）の伝」から来たものです。それを私は、心身統一に基づき、心身ともに正しい法則に従って行う「全身

呼吸法」にし、「氣の呼吸法」と名づけました。

氣の呼吸法の特徴は、心身統一して行う呼吸、つまり自然体で行う自然な呼吸であることです。呼吸を意識してコントロールし、秒数を決めたり息を止めたりする必要はありません。自然体で楽な呼吸をするだけでいいのです。

がまんして苦しい呼吸を行えば身体に良いというのは大きな誤解です。それに、苦しい呼吸法はなかなか長続きしませんが、楽で効果がはっきりあらわれる呼吸法であれば誰でも継続できます。

ただ重要なのは、「何が自然なのか」「自然な呼吸とはどのような呼吸なのか」「どうやれば自然な呼吸ができるのか」を知るということです。

この本を最後までお読みいただくと、心身統一とは何か、そして自然な状態とは何かに氣づかれることでしょう。

私は、世の中のすべての人々に、幸福で、いきいきとした、プラスの人生を送っていただきたいと念願しています。

そこで、氣の勉強をともにできる集いの場を作るために、私は世界中で指導者を育成してきました。

今では、世界中にたくさんの道場ができています。そこで、大勢の人が熱心に氣の修行をし、プラスの人生を送ってくれていることは、まことに喜ばしいことです。しかし、忙しい時間を割いて、道場にかけつけて修行する人は、よほど道心のある人であり、比較的、やる氣があって、健康な人が多いようです。

世の中には、すでに病を得たり、悲運にうちひしがれたりして、道場まで足を運ぶ氣力のない人の方がはるかに多いのです。そういう人こそ、氣の原理を学び、天地から与えられた人間本来の力に目覚め、立ち上がってもらいたいと思います。

人というものは、一人で学ぶことはなかなか続かないものです。何人かで集いの場をもうけ、励ましあって取り組めば、続けることができます。本書でお伝えする「氣の呼吸法」も、伴侶や仲間とともに毎日続けていただきたいと思います。

本書がそれらの人々の勉強の糧として、お役に立ちうるならば、私の最高の歓びとするところです。

四十年ほど前、私は「KI IN DAILY LIFE」という本をアメリカ、ヨーロッパに向けて出版しました。その本は毎年数千部ずつですが、版を重ね、なんと現在も絶えることがなく、ロングセラーとなっています。

本書は、この「KI IN DAILY LIFE」をもとに、「氣の呼吸法」の具体的な教え方については、現在私たちが行っている、初心者でもできる方法に更新しました。

多くの方が氣の呼吸法を体験し実践することで、その効果が実証されています。

その効果はさまざまです。

- **免疫機能が高まる**（自然治癒力・病氣に対する抵抗力が高まる）
- **心身ともにリラックスする**（心身ともに落ち着きを得る）
- **全身の血行が良くなる**（冷え性の改善など）
- **肌年齢が若くなる**（美容効果が高まる）
- **ストレスを受けにくくなる**（感情のコントロールができるようになる）
- **質の高い睡眠が得られる**（不眠症や疲れやすさの改善）

・**更年期障害や自律神経失調症を改善できる**（心と身体の病氣からの回復）
・**家庭や職場でプラスの人間関係を築ける**（コミュニケーションの改善）
・**潜在意識がプラスに変わる**（夢や成功の実現）

このような効果が期待できるのは、氣の呼吸法によって、毛細血管に至る身体のすみずみまで血流が良くなり、心も静まるからです。

本書では、心身統一を基本とした呼吸法「氣の呼吸法」をお伝えします。まず、氣の呼吸法の理解に必要な基本的な考え方、次に氣の呼吸法の基本となる姿勢、そして氣の呼吸法をお伝えします。

本書を通して、一人でも多くの読者の皆さんが、自然体とは何か、自然な呼吸とは何か、そして自然な生き方とは何かに氣づき、氣の呼吸法を行うことによって、さらに充実した人生を歩まれることを願っています。

藤平光一

目次

第4章　氣の呼吸法は不老長寿の妙薬

第5章　自然な生活で健康を保つ

第6章　氣圧法で自然治癒力を高める

協力　心身統一合氣道会
DTP　オフィスLEAD
本文写真(章扉を除く)　長谷川和利

第1章

人間は天地自然に生かされている

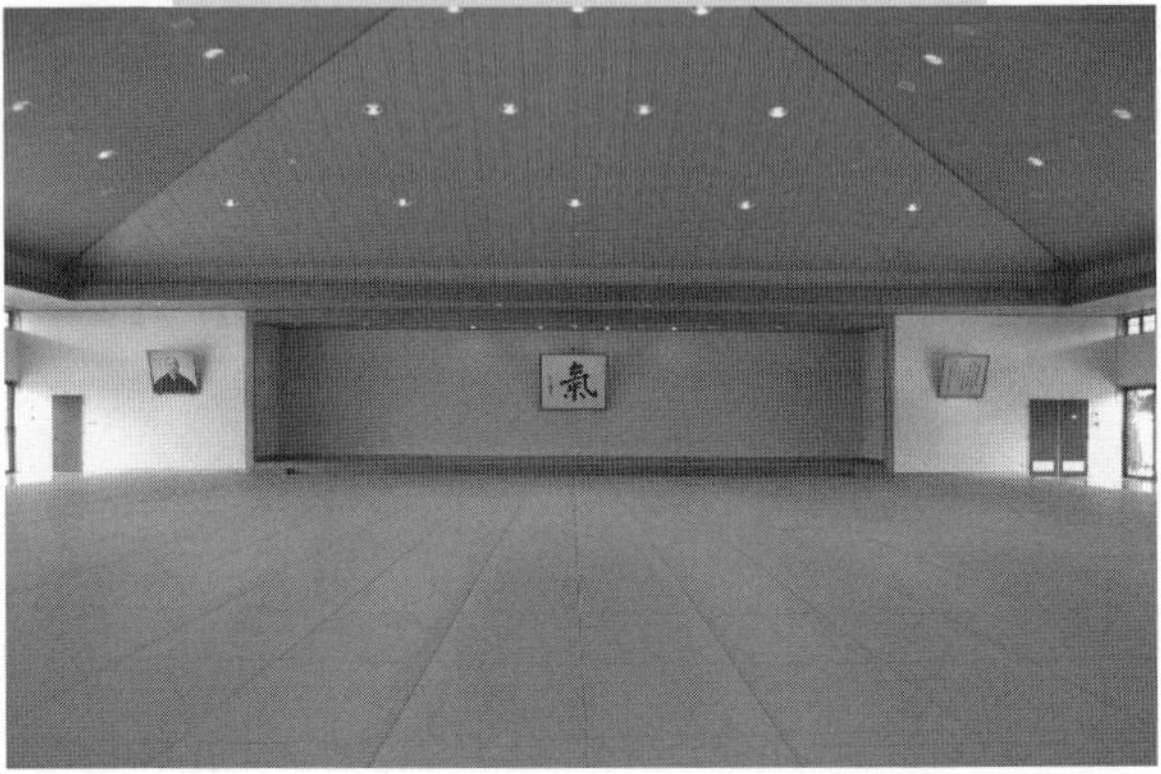

人間は天地自然と一体である

まず考えてみましょう。
私たちは、一体どこから生まれてきたのでしょうか。
父親の精子と母親の卵子の結合により生まれたと、誰もが答えるでしょう。
それでは、その精子と卵子はどこからきたのでしょうか。
そもそも、人間の始まりはいったい何だったのでしょうか。

人間のみならず、形あるものは、必ずその始まりがあるはずです。
太陽を例にとってみましょう。現在、太陽は燃えていると言います。
燃えているからには、燃え始めがあったわけです。
さらにその前は、燃え始める前があったわけです。

すべての物体の起源をたどれば、目には見えませんが、何かがあった状態から生まれてきたと言うほかありません。

これを禅では「無」と言いますが、禅の無も、ただ何もないという意味ではなく、「何もないが、何かあった状態」を指しています。

そう考えれば、人間の心も身体も、太陽も、星も、地球も、動物も、一木一草に至るまですべて、目には見えない何かから生じたものということになります。

つまり、無限に小なるものから生じてきたということです。その無限に小なるものの無限の集まりを総称して、私は「氣」と言っています。

数学的に考察してみましょう。数学では必ず一を仮定します。

この一が問題です。地球も一なら石ころも一です。

一があるなら二分の一があり、それ自体も一です。

これを二分の一、二分の一と無限に縮小していってもゼロにはなりません。この無限に小なるものの無限の集まりを総称して、天地自然の「氣」と言うのです。

このように考えれば、太陽も地球も草木も動物も、また人間の心も身体も皆、この氣より生じたということになります。

この天地自然の本質である氣から、さまざまな相互作用が起きて、現在の天地自然が形成されたのです。

私たち自体、天地自然と一体であり、私たちの生命は、天地自然の生命の一部なのです。

全身で天地自然の氣を呼吸する

私たちの生命は、あたかも、大海の水を手でかこっているようなものです。そして、これを「私だ」と称しているのです。

なるほど、自分の手でかこっているから、私の水だと言ってもいいでしょう。

しかし、水そのものから見れば、これは大海の水です。

手のかこいを解けば、中の水はそのまま大海の水に帰りますが、手でかこっている間も、それは常に外の大海の水と交流しています。

これを交流させないでいれば、中の水は腐ってしまうでしょう。

心の目で見れば、手でかこっていても、手を放したあとも、大海の水には少しも変わりがないということです。

私たちの生命も、私たちの肉体で天地自然の一部をかこっているのです。一応「私」には違いありませんが、心の目で見れば、「私は天地自然の氣なり」ということになります。肉体で氣をかこっていても、自分の氣は、常に天地自然の氣と交流しており、その一部として、活動しているのです。

つまり、私たちは、天地自然と調和をすることで生かされています。調和とは、天地自然と氣の交流をすることです。その交流を保つための重要な働きが「呼吸」です。私たちは、全身で天地自然の氣を呼吸しているのです。

「氣の呼吸法」とは、この「天地自然との氣の交流」を盛んにし、生命力を盛んにする最高の健康法なのです。

氣は出せば入ってくる

氣というと、超能力のように考える人がいます。

氣はそれらとはまったく別物です。氣は、私たちの中に実在する無尽のエネルギーなのです。それを上手に活用することが、すべての人々にとって、よりよい人生を築く鍵となります。

私は、「気」と書かずに常に「氣」と書きます。私が普及する心身統一合氣道も、「気」ではなく「氣」を用います。

なぜ「気」と書かずに「氣」と書くのでしょう。私が高齢で旧仮名遣いを好んでいるからではありません。「氣」という文字は、天体を意味する「气」と、四方八方にあまねく広がるさまをあらわす「米」という字から成り立っています。「気」に用いられる「メ」は氣を留めることを意味するので、本来の意味を正しくあらわ

せないからです。

「氣」について考えることは、とても重要なことです。人は誰でも「充実した人生」を送りたいと言います。皆さんにとって、充実した人生とはどんな人生でしょうか。何が満ち足りていると、充実した人生を歩んだと言えるのでしょうか。

仕事、生活、お金、愛情……いろいろな答えがあると思います。

「充実した人生」とは、天地の氣が心身ともに充実している人生と言えます。

私たちは「天地自然の一部」ですので、自分の氣と天地自然の氣が常に交流しているのが当たり前です。天地の氣と、五体の氣がよく交流していることを「生きている」また「息をしている」と言います。また、その状態を「生き生きとしている」と言います。

先にも述べたように、天地自然との氣の交流が妨げられると心と身体に不調を生じ、交流がなくなると「息を引き取る」、すなわち死を迎えるのです。

人間は氣を出すから、天地より新たな氣が入り、天地の氣と五体の氣が交流するのです。

氣は消耗するものなので、めったなことでは使わないという人がいます。

しかし、氣は留めるものではありません。氣を留めることで天地自然の氣との交流が妨げられるからです。停滞している水は悪くなりますが、流れている水は悪くなりません。

氣もまた同じです。一見すると留まっているように見えても、実は常に交流しているのです。氣は消耗するのも事実ですが、その一方で、氣は使えば使うほど入ってくるのも事実です。常に天地の氣と交流することにより、人間の生命力は高まり健康になるのです。

天地自然は、生成流転して瞬時として止まることはありません。天地は常に動いています。ただ、その動きが人間の知覚では感じられないだけです。

私たちは地球という乗り物に乗っています。一日一回自転をくり返し、太陽の周りをまわっています。しかし、それに氣づくことはあまりありません。

あなたが椅子にじっと坐って動かないようにしていても、血液はものすごい速さで体内を流れています。森羅万象、動かないものは一つとしてないのです。氣を留めることがいかに不自然なことか、天地自然の法則を見るとよくわかるでしょう。

呼吸もまた然りです。息を吐くことによって、自然に息が入ってきます。呼吸において、意識して息を留めるのは自然ではありません。この法則を理解することで、氣の呼吸法を楽に行うことができるのです。

プラスの氣で生きる①

心には力がある

私たちの氣は、天地自然の氣の一部であり、肉体はその器です。

この器を守り育て、天地自然の氣と自分の氣を交流し、調節するために天地自然より与えられているものが、心なのです。

たとえて言えば、発電所から電氣が生まれ、その電氣が機械を動かすように、天地自然の氣が、人間の発電所ともいうべき心によって私たちの氣となり、私たちの全身を動かしているのです。

つまり、「氣を出す」ということは、心を積極的に使うことで、心という発電所から氣を発電するということです。すなわち、心を積極的に使うということが、天地自然の氣と、自分の氣を交流するということになります。

そこで私は氣を出すことを「プラスの氣」、氣を引き込めることを「マイナスの氣」

と呼んでいます。本項からは、氣の呼吸法を行ううえで重要となる「プラスの氣」についてお話ししましょう。

私が「けがをしたり、風邪をひいたりしたことがありますか」と聞けば、ほとんどの人が「ある」と答えるでしょう。また、私が「これまで怒ったり、悲しんだり、悩んだりしたことがありますか」と聞けば、「ない」と答える人はまずいないでしょう。

さて、私は、別々のことを質問したのでしょうか。ほとんどの人が最初の質問は身体のことを、後の質問は心のことを聞いていると思ったのではないでしょうか。

でも、よく考えてみてください。病に臥せると神経が過敏になり、ちょっとしたことにも怒ったり、恐れたり、悲しんだり、ねたんだり、悩んだりするようになります。

「みんな楽しそうに暮らしているのに、なぜ自分は病氣になんかなったのだろう。私が一体どんな悪いことをしたというのか」と、心まで病んでしまう人が多いので

はないでしょうか。

このように身体の不調は、心の不調と密接にかかわっています。一見すると身体の病のように見えても、実は心の不調に起因することが多々見られます。

風邪をひくときは、防寒の氣配りを忘れるだけではなく、心の不調が原因で起こることが少なくありません。

多くの人は、病を得ると、身体のことばかり氣にかけるあまり、心のことを忘れています。自分の心の不調に氣づくことなく、薬を飲めば身体は治ると考えています。心を忘れた不自然な生き方をしていることに何の疑問も抱かなくなっています。身体のことばかり考えて、心を忘れてしまうことがどんなに不自然な生き方なのか、私自身の体験からお話ししましょう。

私も、かつては大病に臥せたことがあります。

私が生まれる前に、母親は医師がさじを投げるほど重い肺炎にかかり、九死に一生を得ました。そうして生まれた子どもだったので、母は信じられないほどの過保

護ぶりで私のことを大切にしました。

小学校に入っても、母親は私が虚弱児であるという先入観から、クシャミをしただけで学校を休ませました。私もこれ幸いと学校を休んでばかりいました。そのために小学校二年生まで半分ぐらいしか学校に通っていません。学校の行き帰りには、いじめっ子から私を守るために家人がつき添ってくれました。

ところが、母親が私の健康に氣をつかえばつかうほど、私は病氣をしました。近所で病氣がはやれば、家族のなかで真っ先に病氣になるのは私でした。

そんなひ弱な私を変えてくれたのが父親でした。父親は、冬でも私に薄着をさせ、柔道を教えました。父親に習わされた柔道のおかげで、私は風邪一つひかない丈夫な身体になることができました。中学校の柔道部に入るころには、十四歳で黒帯を許されるほどの実力をつけていました。

しかし、私はそのまま順調に成人したわけではなかったのです。丈夫になるために始めた柔道が、私に大きな試練を与えました。当時の中学四年、十六歳で慶應義塾大学に入学した私は、ずっと続けていた柔道の技量を見込まれて、柔道部に入部

させられてしまいました。その柔道部の春季合宿で災難が待ち受けていたのです。稽古（けいこ）中に、身体の大きな先輩ともつれ合って倒れたとき、左胸を強打し、病院に行くと肋膜（ろくまく）炎と診断され即座に入院を宣告されました。

幸い入院した翌日から熱が下がり、十七日目には退院の許可も出ました。これまでどおりに学生生活を送れると楽観視していた私は、最後の診察のときに、医師から思いも寄らぬ言葉を聞かされました。柔道はもとより、テニスもピンポンもしてはいけない。せいぜい軽い散歩程度ならしてもいいと言われたのです。

「君の身体は、ヒビの入った茶碗と同じようなものだ。今度ガチャンときたらおしまいだ。だから、左手を高く上げてはいけないし、胸に衝撃を与えるようなことは絶対にしてはいけない。大きな声を出すことも、胸にひびくからよくない」

医師の言葉は、せっかく丈夫になった私を小学生の頃のひ弱な私に引き戻してしまいました。それからの私は、話をするときはヒソヒソ声、散歩をしても石につまずくと、胸にビリッとひびいて「ヒビが入ったのではないか」と、ただ歩くだけでも緊張してしまう生活を送るようになりました。

転地療養に海岸に行っても、人から「肋膜炎には海岸の空氣は荒すぎる。山へ行くべきだ」と言われると、そんな氣がしてきて、海岸を散歩するときはマスクをして出かけました。

突然、四十度近くの高熱を発し、肋膜炎の再発だと診断され、解熱剤で熱を下げて寝込むというような生活でした。

医師ならずとも、肋膜炎などの大病を患ったら、じっとして静かな生活を送るのが「世間の常識」でしょう。つまり、それが、ほとんどの人が考える当たり前のことなのです。

しかし、私はまったく反対に、世間が「非常識」と考えることをしたのです。病に冒されて氣が弱くなり、何事も悪く、マイナスに解釈していると、実際にすべてのことが悪い方へ転がっていくことを、身をもって体験していたからです。

そこで、私はマイナスの生活を送っていた自分を変えようと決心しました。

まず、私は家族の誰にも相談せずに、剣の達人にして能書家として知られる山岡鉄舟先生の高弟、小倉鉄樹先生が開いたみそぎ道場の門を叩いたのです。

みそぎは、日本の神道から出た「息の修行」です。何日間にもわたって、一日中静坐したまま、ありったけの声をしぼって息を吐き続ける修行です。半日で声はつぶれてしまいます。しかも、いっしょに声を出している先輩たちが背中を手でパーン、パーンと叩いて回ります。大きな声を出す、背中を叩かれる、私にとっては医師から禁止されたことばかりでした。

修行を始めると案の定、左胸が痛み出しました。また肋膜炎が再発したかと不安にかられましたが、修行を始める前に、道場では死んでもかまわないと約束させられています。「なるようになれ」と観念して、病を忘れて修行を続けているうちに、いつの間にか痛みが消えていました。みそぎの修行を始めて一年後に病院で検査を受けたところ、肋膜炎はあとかたもなく完治していました。一般的には、私のような重症の肋膜炎はいつまでも跡が残るそうですが、レントゲンを見ても痕跡すら発見できませんでした。

私は、みそぎの修行をして肋膜炎が完治したことから、心を鍛え、心を積極的に

用いれば、自分でも信じられないような力が発揮できることを教えられたのです。

もし、私が医師の診察どおりの生活をそのままずっと続けていたら、大きな声も出せず、スポーツはおろか走ることも満足にできず、肋膜炎が再発しないだろうかと、いつもビクビクしながら生活しなければならなかったでしょう。それが、どんなにつまらなく空しい人生か誰しも容易に想像できるはずです。

結局、医師のアドバイスは、身体のことだけを問題にしていたのです。

身体を病むことを「病」、心まで病むことを「病氣」と言います。身体のことばかり氣をつけても、心に不安や動揺を抱え、ましてや心が病んでいると、真に健康になることはできないという実例です。

健康になりたいと願うのなら、目に見える身体だけではなく、目に見えない心の存在に氣づくことが大切です。心はそれだけの力を持っているのです。

プラスの氣で生きる②

周囲をもプラスに変える

同じ物事に対して、必ずプラス、マイナス両様の考え方があるものです。

友人が二、三人で話をしているのを見たとします。プラスの氣の人は、別になんとも考えませんが、マイナスの氣の人は、「あの人たちは、自分の悪口を言っているのではないか」などと余計なことを考えて、自分の氣持ちをますますマイナスにします。

重要なことは「プラスはプラスを惹(ひ)き起こし、マイナスはマイナスを惹き起こす」ということです。自分がマイナスの氣を出すといくらでもマイナスの考えが浮かび、マイナスの事柄を招き、周囲にまでマイナスの氣をふりまいて、マイナスに変えてしまうのです。

何か一つのことがいやになると、何もかもいやになったり、朝、出がけに妻とけんかして家を出たら、一日中ろくなことがなかったというようになったりするのも、マイナスがマイナスを呼ぶからです。

四、五人が楽しく話をしているときに、不機嫌な人がひとり入ってくると、みんな不愉快になって黙ってしまうことがあります。これは、入ってきた人のマイナスの氣が、周囲をマイナスに変えてしまうからです。

これに反し、自分が強いプラスの氣を起こすと、考えもすべてがプラスになり、プラスの事柄を招き、周囲をもプラスに変えてしまいます。

プラスのときは、何事も楽しく、困難なことが起こっても平然としており、プラスを呼んで、何事も好調になっていきます。

「笑う門には福来たる」と言います。愉快に笑うことは、プラスの氣です。プラスがプラスを呼んで、幸福がくるということです。

四、五人で話をしているときに、プラスの氣の強い人がひとり入ると、皆一段と

元氣になり、愉快になります。周囲をもプラスに変えているからです。

「勇将の下に弱卒なし」と言います。勇将の強いプラスの氣が部下にプラスの氣を呼び起こし、弱卒をも勇卒に変えてしまうのです。大将が臆病風に吹かれては、勇卒までもが元氣がなくなってしまいます。

私たちが、自分の人生のみならず、この世を楽しく明るい社会にしたかったら、ひとりひとりがしっかりプラスの氣を練り上げて、周りをみんなプラスの氣に変えてしまわなければなりません。

プラスの氣で生きる③

逆境でこそプラスの氣を起こす

病人の場合、大抵はマイナスの氣になっています。そして、同病あい憐れむといって、マイナスの人はマイナスの人とあい集まって話したがります。

「あなたも病氣ですか、私もこういう病氣で苦しんでいます。お互いに辛いですね」などと、自分と同じマイナスの人を見つけて自ら慰めていると、いくらでもマイナスになってしまいます。

マイナスの人ほど、強い健康な人のそばへ行って、そのプラスを共有させてもらうよう努力しなければなりません。

病院に入ると、周囲の人々はほとんど全部がマイナスの人々です。健康な人でもこういう環境に住んでいると、知らず知らずにマイナスになってしまいます。

こういうときほど、意識してプラスの氣を起こすように努力しなければならない

のです。

仕事の上司や先生から何らかのことで叱られたとします。このときの叱られ方にもプラスの氣とマイナスの氣との両方の叱られ方があります。

自分に悪いところがあるから、叱られるのです。

叱られる前に反省してしまって、失敗は二度と行うまいと決心します。そうすればもう叱られる原因はなくなっているのですから、あとは、上司や先生に叱られても、プラスの氣でもって、元氣よく叱られたらいいのです。

そして、このことではもう心を動かさないのです。少しも心を曇らす必要はないのです。相手はこちらのプラスの氣に感応して、知らず知らずにプラスの氣になり、怒りにくくなります。十叱られるところなら、一か二、叱られるだけで済んでしまうでしょう。

これに反して、叱られる事柄に対して、くよくよと後悔したり反抗したりして、マイナスの氣になってはいけません。よくべそをかいたり、泣きそうな顔をしたりする人がいますが、こういう顔を見ていると、相手もマイナスの氣になり、イライ

ラして余計に怒りたくなるものです。余計なことまで叱られる結果になります。

氣の修行では常に氣を出す稽古をしています。常にプラスの氣を練成していますから、その集いの場は常にプラスの氣で充ちています。

元氣のない人や病人などは、たとえ稽古はしなくても、見学だけでもいいから集いの場へ通うといいでしょう。満堂のプラスの氣を受けて、自分も自ずとプラスの氣になります。

修行していない人は、ひとたびマイナスの氣になると、なかなかプラスの氣に変わりにくいものです。大勢の人のプラスの氣の援助を得て、自己の氣をプラスに変えるのです。

順調のときは、誰しもプラスになりやすいものです。逆境のときほど、なおプラスになるよう修行しなくてはなりません。かくしてプラスはプラスを呼び、プラス

の運勢を招来することができるのです。

私たちの氣は、天地自然の氣と交流しています。氣を出せば出すほど、交流は良くなるのです。いくら出しても、なくなるものではありません。

また、自分の氣をプラスにできたら、自己のみで満足してはいけないのです。これを広く、人に及ぼさなくてはなりません。一人ひとりの努力が、一灯よく万灯に火を点じて、大きな力となり、この世を明るくするのです。

プラスの氣で生きる④

自分の心の状態を知る

プラスの心が大切なことは多くの方が理解をしていますが、一般的に、常にプラスの心でいることは簡単なことではありません。

なぜなら、マイナスな心の状態に陥っているときは、自分自身ではその事実に氣がつかないためです。プラスな心を心がける以前に、まずは自分自身の心の状態を正しく知る必要があります。

氣の呼吸法は、自分自身の心の状態を知るうえで重要な役割を果たします。氣の呼吸法を日々行うと、呼吸が静まるとともに心が静まります。

すると、心は波静まった水面の如く、すべてのものを明らかに映し出します。自分が陥っているマイナスなこと、自分がとらわれて見えなくなっていることなど、自分の心の状態を正しく知ることができるのです。

私はこの心の状態を「波静まった水面の如く、月来たれば月映じ、鳥来たれば鳥映ず。万物明らかに映ずる心の状態」と説いています。

心の状態は水面と同じで、不安や動揺、緊張などで波立っているときは目の前のことを何も見えなくします。水面が静まっていると、鏡のように、月は月として鳥は鳥としてあるがまま映し出すのです。

一番大切なことは、氣の呼吸法によって心が静まっていく過程で、私たち人間の本来の姿、すなわち天地自然に生かされている事実に氣づくことです。

そうすることで、天地自然に対する感謝の心を私たちに思い出させるのです。そして、心は自然にプラスに変わっていきます。

私たちの人生には良いことばかりが起こる訳ではありません。せっかくプラスになった心も、ちょっとしたマイナスな出来事でマイナスに陥るものです。そこで、氣の呼吸法で心をプラスにするだけではなく、プラスの心を日常生活で常に堅持する訓練が必要です。

訓練と言っても、マイナスな出来事を無理にプラスに考えることではありません。

それではかえってストレスとなって更にマイナスを生じます。一体どのように訓練したらよいのでしょうか。

心には、私たちが認識できる意識（顕在意識）と認識していない意識（潜在意識）があります。潜在意識は心の倉庫のようなもので、一般的に言われる私たちの心の働きは、潜在意識より出された材料によって組み立てられています。

したがって、潜在意識がマイナスであると、表面的にいくらプラスの心を心がけても、すぐにマイナスになってしまいます。潜在意識をプラスにするには、日常の訓練が必要なのです。

最も身近にできる訓練は、日常でプラスの言葉を使うことです。

言葉には大きな力があります。自分で発する言葉は、最も自分に対して近くで発せられる言葉なので、深く潜在意識に働きかけています。

子どもに「お前は何をやってもダメな奴だ」とくり返し言葉をかけると、その子がダメになるのは自明の理です。しかし、これが自分自身になると、不用意にマイナスな言葉を発するのです。「できない」とか「嫌い」などは最たる例です。

毎日毎日、自分自身に「できない」という言葉を発していると、それが潜在意識に入るので、何をするときも「できない」という氣持ちが先に生じてしまうのです。したがって、常にプラスの心を堅持するには、日頃からプラスの言葉を自分自身に発して、仮にマイナスな言葉を発したとしてもプラスの言葉で言い直せばよいのです。

潜在意識をプラスに変えていくことで、物事を自然にプラスにとらえることができるようになります。

「自然に」ということは極めて重要で、ストレスは生じません。潜在意識を変える訓練をせずに、ただ「プラスになれ」では単なる根性論になってしまいます。

潜在意識をプラスにする訓練は他にも多くあります。ご家庭であればリビングや寝室など、自分の目の届く範囲に「プラスの人間になる」など目標を書いて貼っておき、日々目にすることでも大きな効果があります。また、寝る前に鏡の前に立って、鏡の中に映る自分自身に対して、「お前はプラスの人間になる」と言葉を発することも効果的です。

こういった方法はあまりに単純なため、多くの方は知るだけで行動を起こしません。期間はどのくらい行えばよいかという質問もよくありますが、自分自身が変わるまでです。少なくとも、三ヶ月は行う必要があります。

最近のテレビや新聞のニュースは凶悪犯罪や不祥事など、マイナスな情報であふれています。マスコミは事実を正しく伝える義務があるので、仕方のないことかもしれません。

しかし、マイナスな情報をただ漠然と自分の心の中に入れておくと、知らないうちに自分の身にもマイナスの作用を及ぼし始めます。潜在意識にマイナスが蓄積されて、それが何らかのきっかけであらわれるのです。

潜在意識をいかにプラスに保つか、それが自分の身を守るうえでとても大切なことです。自分の身を守るのは何も護身術だけではありません。

まず、氣の呼吸法で心を静めて自分自身の心をプラスにして、さらに、潜在意識を変える訓練を日々行うことで、一時的なものではないプラスの生き方を身につけることができるのです。

プラスの氣で生きる⑤

天地自然を相手にするプラス思考

多くの人は、プラス思考が大切だと考えています。一方で、プラス思考は時に良くない結果をもたらすと考えている人もいます。どちらが正しいのでしょうか。大切なことは「プラス」の定義なのです。

天地自然の法則に従って生きることが大切だと述べました。「プラスである」ことも、天地自然に対してプラスかどうかを常に考えなければいけません。

天地自然に対して、と言っても決して難しいことではありません。

自分にとってのプラスは、時に他者にとってのマイナスである場合があります。自分の利益が他者の不利益になることも同様です。

真のプラスとは、自他ともにプラスになることです。自分だけがプラスになるのは、考え方・取り組み方にどこか無理があるのです。自分にとってのプラスを無理

に他者に押しつけることで、争いや反発が生じるのです。

ご商売をされる方であれば、自分がいくら利益を上げようとしても、それがお客様の不利益であれば利益は上がりません。たとえ利益が上がっていたとしても、それが地球環境を悪くするものであれば長続きはしません。

自分中心に損得を考えるのではなく、お客様にとっての利益、もっと言えば、天地自然にとっての公益を考える必要があるのです。

昨今では、マスコミなどで国益について盛んに論じられていますが、国益についても、自国の利益だけではなく自他ともに栄えるものでなければ本物とは言えません。自分中心の国益を求めれば、そこには必ず争いが生じます。

日常生活でのコミュニケーションでも同じです。相手のことを思って言っているのに、相手が反発をして自分の言うことを聞いてくれない、そんな経験をされた方は多いと思います。親御さんがお子さんの進路のことで、「あなたのためを思って言っているのよ」と諭(さと)している場面をよく目にします。

事実、お子さんのためを思って話をしているわけですが、時に、それは親御さん

の希望であって、お子さんが望んでいる道ではないことがあります。お子さんのためを考えているつもりが、いつの間にか自分の希望を押しつけてしまうのです。そこには必ず反発が生まれます。

人間は誰でも自分を中心に物事を認識します。したがって、自分にとってのプラスが、天地自然に対するプラスと一致するか常に検証する必要があります。

自分だけに通用するプラス思考では、自己中心的な心の状態に陥り、常に他者と争いを生じることになってしまうのです。プラス思考を心がけているのに事がうまく運ばないという方は、ご自分にとってのプラスが、天地自然に対してのプラスかどうかを考えてみてください。プラス思考には、このような落とし穴があるのです。

エゴは人間の成長に必要だという方もいますが、それが自他ともによくなる心であれば、それは決してエゴではありません。

ではどうしたら、自分にとってのプラスが、天地自然に対してプラスと一致するかわかるのでしょうか。そこで、氣の呼吸法が大きな役割を果たすのです。

氣の呼吸法を行うことで心が静まっていくうちに、さまざまなことへの心のとら

われが次第に姿を消して、自分の考えが正しいかどうか、自分が何をすべきかに氣がつくのです。

私は、この万物明らかに映ずる心の状態を「落ち着き」と定義し、その心を「霊性心（れいせいしん）」と呼んでいます。

太平洋戦争中の話ですが、私は戦地で何度も氣の呼吸法によって命を救われました。戦地ではゆっくり坐って氣の呼吸法をする時間などありません。行軍中に氣の呼吸法をするのですが、いつもならば自然に心が静まるところ、どうしても心が静まらないことが何度もありました。

すぐに偵察の兵を出してみると、そういうときは決まって敵軍の待ち伏せがありました。心が静まっているときは、身に及ぶ危険も察知できる実体験を得たのです。

終戦後、戦地から戻ったあとも、今日に至るまで氣の呼吸法を欠かさず続けてきました。氣の呼吸法をしていながらも、どうしても心が静まらないのは、危険や体調変化を知らせるサインでした。氣の呼吸法によって何度命を救われたかわかりません。

日本経営合理化協会主催の「藤平光一・氣の道場」でご縁をいただいて、私は今まで何百名もの経営者の皆さんに氣を指導してきました。

経営者は日々、重要な決断の連続です。自分中心の考えは必ず誤った決断を招きます。天地自然を相手にすることで、正しい決断ができるのです。

氣の呼吸法を行って心を静めれば、常に冷静な判断をすることができます。経営者は、特に霊性心を磨く必要があるのです。

心が身体を動かす

心と身体はもともと一つのものです。それを心身一如と言います。心と身体の関係は、「鏡の前に立つ自分」と「鏡に映る姿」にたとえられます。鏡の前に立つ自分が「心」、鏡に映る姿を「身体」としましょう。鏡に映る自分を見て、「自分が二人になった」と言う方はいませんね。心も身体も自分自身なのです。ただ、心は色もなく形もなく、五感ではとらえようがないものです。一方で、身体は目に見え触れることもできます。その性質の違いによって、人間が分けて認識しているだけです。

身体は心を反映した存在です。

鏡の前の自分が笑うと、鏡に映る自分も笑っています。鏡の前の自分が悲しめば、

鏡に映る自分も悲しんでいます。昔からよく言われるたとえですが、鏡の中の自分が先に笑うことなどありえません。「心が身体を動かす」のです。

簡単な例を挙げましょう。心で「絶対に手を上げない」と思いながら手を上げてみましょう。果たしてできるでしょうか。心で「手を上げる」と思うから手が上がるのです。

反対に「身体が心を動かす」と考えてみましょう。身体はいつも外界から影響を受けています。その身体が心を動かしていては、心は常に外界の影響に左右され落ち着く暇はありません。「心が身体を動かす」のですから、「身に病ありといえども、心必ずしも病まず。身は逆境にありといえども、心必ずしも逆境にあらず」という強い心を持つことができるのです。

身体は目に見えます。心は目に見えません。そのため、多くの人は身体をどう使うかのみを考えて、心をどう使うかまでは関心を持たないことが多いようです。同じ動作をするにしても、心をはっきり目標に向けて身体を使うときと、心を十分に

目標に向けずに身体を使うときとでは結果は異なります。心の使い方によって一つの行動・動作にも「質」があるのです。

日常生活で例を挙げると簡単に理解していただけるでしょう。

何かをするときに、心で「やりたくない」と思いながら身体を動かすときがあります。いわゆる氣が向いていないときですが、疲れやすくて能率も悪く、良いことは何もありません。一方で自分が心で「やりたい」と思うことをするときは、疲れはほとんど感じずに能率も良くなります。

前者は心を目標に向けずに身体だけ使う状態、すなわち心身分離の状態です。後者は心を目標にしっかり向けて身体を使う状態、すなわち心身一如の状態です。

階段を上がる際に考え事をしていて階段を踏み外したことはありませんか。階段を上がるときは階段に心を向ければよいのですが、考え事をして心を十分に目標に向けない状態で身体だけ用いるために踏み外すのです。心身分離の一例です。

外出のため自宅を出たあとに、鍵をしめたか心配になって自宅に戻ったことはありませんか。鍵をしめるときには鍵に心を向ければよいのですが、習慣的に何とな

く身体を使うことで、記憶にしっかり残らないのです。これも心身分離です。

本を読む際に目だけ字を追ってしまい、前の頁の内容が頭に入っておらず読み返したことはありませんか。これも同様です。

このように、心身一如も心身分離も私たちの日常生活に密接しているのです。

昨今では、「心」と「身体」という別々な言葉で教育を受けるので、心と身体を別物と考える人が多いようです。心身分離を当たり前と考えています。二つのものを一つにしようと思うから難しいのです。心と身体はもともと一つのもの、一つに使うのが自然な姿なのです。

それには「心が身体を動かす」ことを思い出し、身体を動かす前に、まず心をはっきり用いることが大切です。そうすることで、心と身体を一つに使えるのです。

第1章では、氣の呼吸法を理解するうえで必要な、重要な考え方をお話ししました。次章では、氣の呼吸法を行ううえで必要な、自然な姿勢（心身統一した姿勢）をお話しします。

第2章
正しい姿勢は健康の万能薬

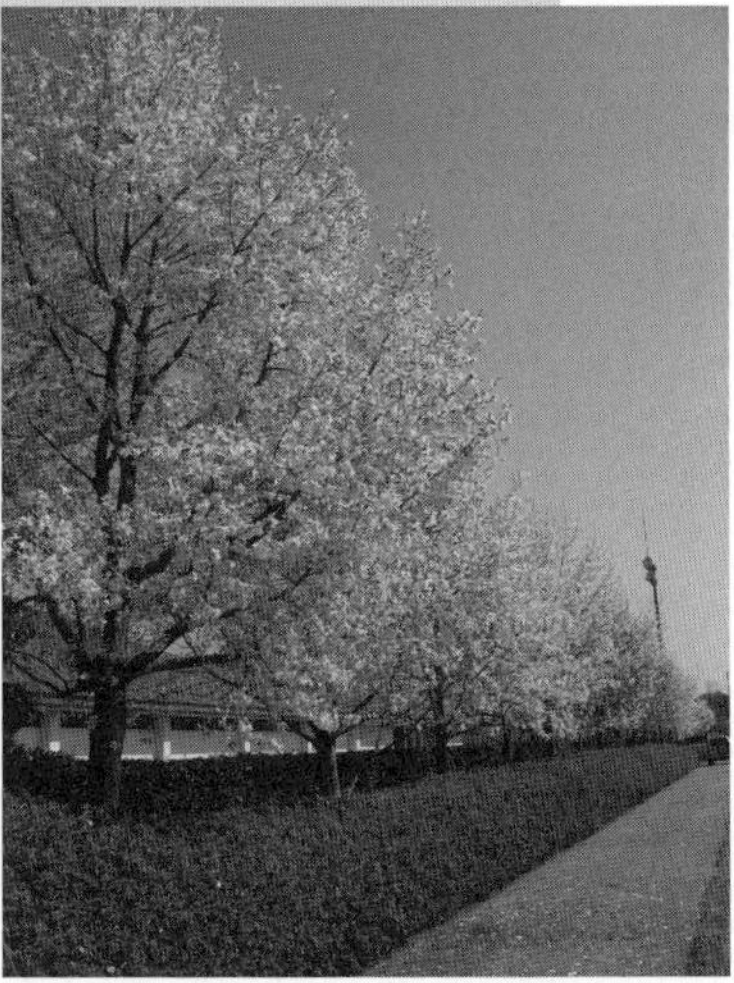

正しい姿勢が病や故障を未然に防ぐ

日常生活において常に正しい姿勢ができていれば、誰でも心と身体が健康な生活をいとなむことができます。こう言うと、皆さんは驚かれるでしょう。あるいはそんなことは信じられないという人もいるでしょう。しかし、事実です。正しい姿勢を普段からしていれば、病や故障を未然に防ぐことができるのです。

人間の血管は、毛細血管などもすべて含めると、約九万六千キロメートル（地球約二周半）もあるそうです。その血管に血液が流れています。血液には多くの重要な役割があり、血流によって全身に酸素や栄養を補給し、同時に、全身で不要になった老廃物や二酸化炭素を回収しています。血液と身体の組織との物質交換は毛細血管で行われます。

姿勢が悪いとその血流が阻害されるため、あらゆる病の原因となります。

その結果、生命力が衰え、やる氣がなくなって、困難に耐える力も失せてしまうのです。

姿勢が悪いと、心も身体も不調になります。特に、子どもの頃から背骨が湾曲したまま成長して年をとれば、病や故障を起こしやすくなるのは当然のことです。

一番の問題は、一般的に正しいと信じられている姿勢が間違っていることです。

間違った姿勢は大きく分けて二種類あります。

一つは、誰の目にも間違った姿勢とわかる、虚脱状態の姿勢です。

猫背になることで内臓が圧迫されるため、脳への血流が阻害され、頭がボンヤリし、呼吸も浅くなります。呼吸が浅くなると心が乱れやすくなり、ちょっとしたことですぐに頭に血が上るようになります。

もう一つは、身体を緊張させる姿勢です。会社や学校では「氣をつけ」の姿勢として教えていますね。背筋をピンと伸ばし、胸を張り、手や脚もピンと伸ばします。それが正しい姿勢として信じられています。実は、これが大きな間違いなのです。

身体を緊張させると、身体には必ず余分な力が入ります。力が入ると、それが血

管を圧迫して血流を阻害するのです。そもそも、そういった不自然な姿勢では、苦しいために長続きはしません。また、不自然な姿勢は不自然な動作を生じ、それが故障につながります。

正しい姿勢とは、最も楽で、最も安定していて、いつでも動くことができる姿勢です。

楽な姿勢であれば持続できます。天地自然の理に合った最も自然な姿勢なのです。

誰でも自然体かどうか確かめることができる

あまりにも日常的に無意識にしていることなので、立ち姿の姿勢にしても坐った姿勢にしても、深く考える人は少ないと思いますが、姿勢の「質」について考えてみましょう。姿勢の質という言い方も耳慣れない言葉でしょうが、とても大事なことです。

正しい姿勢として子どもたちが学校や家庭で教わるのは、すでに触れたように、胸を張って背筋を伸ばす、つまり身体を緊張させて力を滞らせる姿がほとんどです。それが正しい姿勢だと教わると、多くの方は疑うことなく信じ込んでしまうのですが、ここに大きな間違いがあります。

本当の正しい姿勢は、身体を緊張させ力を滞らせる姿勢ではありません。

本当の正しい姿勢とは、最も楽な姿勢であり、最も安定している姿勢、すなわち

自然体なのです。

ここで問題となるのは、その姿勢が自然体かどうかを確かめる方法が知られていないことです。産業革命以前の人たちは、機械が未発達だったために、重労働を通して身体の最も自然な使い方を身体で学び取ってきました。

とりわけ、名人、匠といわれるような人たちは、身につけた技量もさることながら、仕事をする姿勢がおそらく自然体だったと思われます。自然体で作業をしていたからこそ、逸品、傑作を生み出すことができたと言ってもいいでしょう。

しかし現在では、大人はデスクワークが多くなり、そうでなくても大変な作業は機械を用いることが増え、子どもたちは家の中でテレビゲームに没頭するようになり、しっかり身体を使う機会が少なくなりました。

それがなお一層、自然体を体得するのを難しくしているように思います。

しかし、誰であっても簡単に正しい姿勢かどうかを調べる方法があります。それが、私が定めた「氣のテスト」です。では、やってみましょう。このテストには、氣のテストを受ける人（A）と、氣のテストをする人（B）が必要です。

氣のテスト

写真のように、Ａはまず背すじをピンと伸ばして、「氣をつけ」の姿勢で立ちます。Ｂは右手でＡの胸のあたりに触れて、Ａに対してまっすぐ継続的に押してみます。

そうすると、Ａは上体が崩れて安定を崩してしまいます。

①胸を張った姿勢

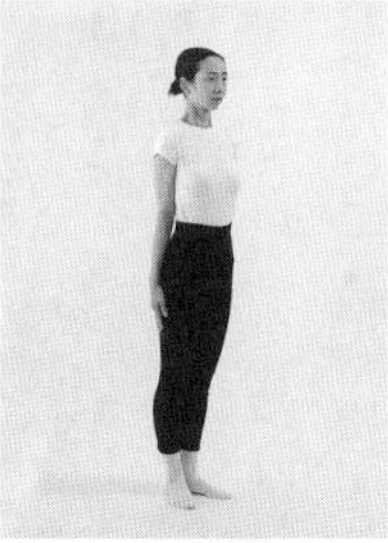

緊張して、全身に力が入った状態です。

▼

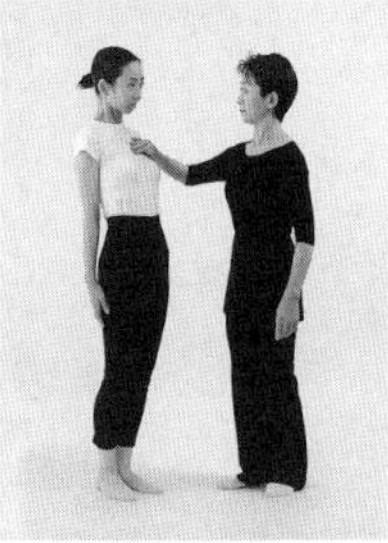

氣のテストを行うと……

▼

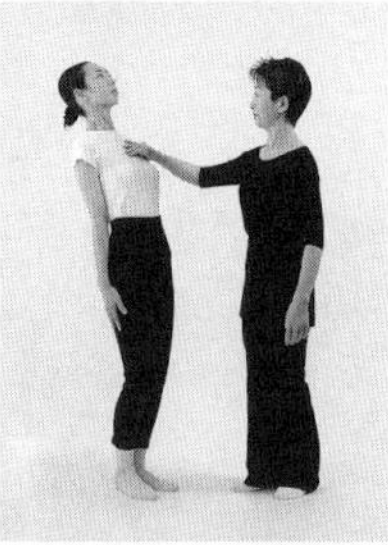

簡単に動かされてしまいます。

よく「押されたのだから動くのは当たり前ではないか」と言う方がいますが、実はそうではありません。

仮にAの体重が五十キロだとします。これがもし五十キロの重りだったとしたら、Bは先ほど氣のテストを行ったときと同様に軽く押すだけで重りを動かすことができるでしょうか。そうです、できませんね。

ところが、これが同じ重さの人間だと簡単に動いてしまうわけです。Bが軽く押しただけでAが動いてしまうというときには、Aの姿勢がどこか不安定であることを意味しています。どんなに体重があり体格が良くても姿勢が安定しているとは限らないのです。

自然な姿勢ができれば、安定しようと思わなくても自然に安定しているものです。

さて次は、「猫背ぎみの姿勢」です。これが簡単に動かされてしまうのは言うまでもありません。

②猫背ぎみの姿勢

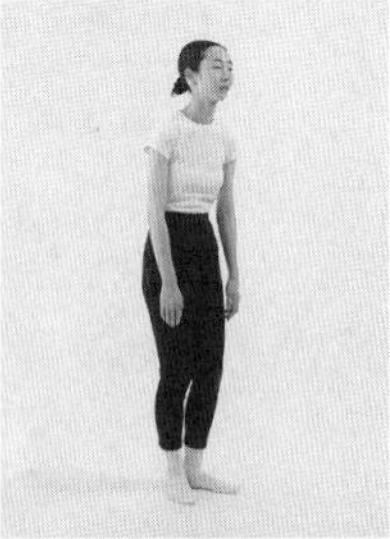

氣力がなく、全身ダラリと虚脱した状態での立ち姿です。

▼

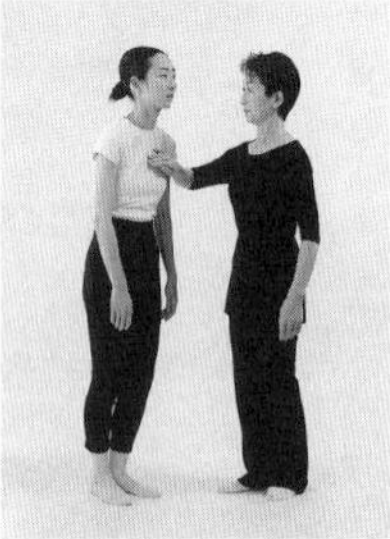

氣のテストを行うと……

▼

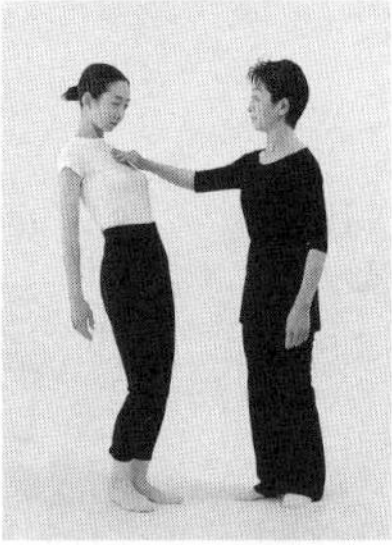

簡単に動かされてしまいます。

正しい立ち姿とは

それでは、まず正しい立ち姿を説明しましょう。

（1）立った状態で、まず足踏みをします。足踏みをすることで、自分にとって最も自然な足の位置と足幅がわかります。

（2）次に足踏みをやめ、その位置でつま先立ちをします。意識してつま先立ちをすると初めはグラグラするかもしれませんが、何度かくり返すうちに自然にできるようになります。

（3）つま先立ちで安定したら、踵（かかと）を軽く下ろします。このとき写真「③正しい姿勢」のような姿勢になっていることを確認しましょう。ごくわずかに前傾した姿勢になっています。

そして、先ほどと同じようにBはAの胸のあたりに触れて、Aに対してまっすぐ継続的に押します。「押されまい」としなくても、今度は、Aは自然に姿勢が安定していることがわかります。

③正しい姿勢

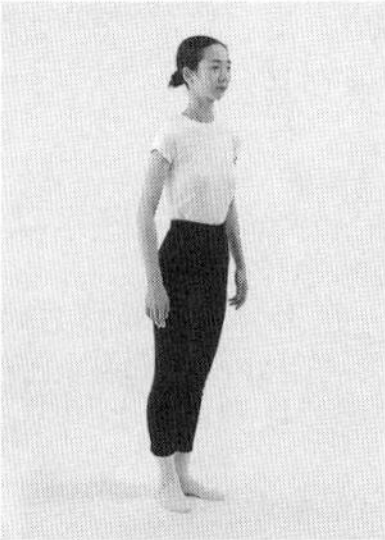

足踏みをし、最も自然な足幅を確認したあと、その位置でつま先立ちをし、ふわっと踵を下ろした状態、リラックスした立ち姿です。

▼

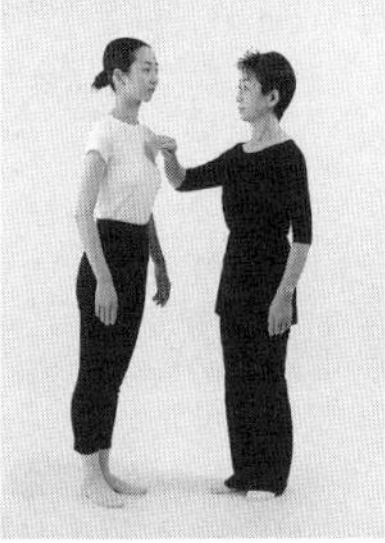

テストを行う人は左斜め前に立ち、右手で相手の左胸と肩の間を軽く押します。

▼

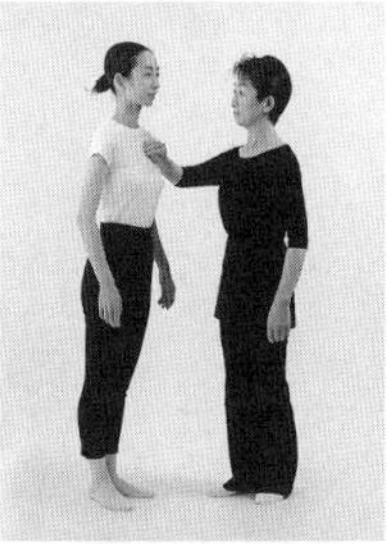

「押されまい」としなくても、安定した姿勢を保てます。

なぜつま先立ちをして踵を軽く下ろすだけで安定した姿勢になるのでしょうか。

少し詳しくお話ししましょう。姿勢においても心の使い方・氣の使い方がとても大切なのです。

多くの場合、立った状態では重みが踵の方にかかっています。言いかえれば、自分の心が踵までしか至っていないということです。

誰もが手の長さを測るときは肩から指先まで測ります。それでは足はどうでしょうか。ふつうは脚のつけ根から踵までしか測りませんが、実はつま先までが足なのです。

本来、立ち姿を意識するということは、足の先端まで自分の心（氣）が通っているのが当たり前です。しかし、重みが踵の方にかかるということは、踵までしか氣が通っていないのです。

昔の人は草履や雪駄を履いていましたから、きちんと足の先端まで氣が通っていなければ履物は脱げてしまいました。

今では靴がほとんどなので、つま先まで氣が通っていなくても脱げることはありません。その代わりに、靴の踵の減りが激しく、しかも踵の左右が不均衡に減っています。

自分の身体なのですから、身体のすみずみまで氣が通っているのが自然な状態、

すなわち自然な姿勢なのです。足先に氣が通うだけで、人間の身体は安定した姿勢を保つことができます。

氣のテストを行ううえで大切なことをお話ししておきましょう。

氣のテストでは「動く」「動かない」が重要ではないということです。氣のテストに際して、意識して「動くまい」と抵抗することもできますが、「動くまい」と考えると身体に力が入って、結果的に安定を失います。動かないということには何の意味もありません。

私が述べたいのは、天地自然と調和した姿勢、すなわち心身統一した姿勢は自然に安定しているということです。意識して「動くまい」と思わなくても、正しい姿勢であれば、人間の姿勢はもともと安定しているということです。

心身統一した姿勢は安定しているだけではなく、いつでも動ける姿勢でもあります。

身体に力を滞らせていると、自分が思うように瞬時に動くことはできません。安定しようと足や下腹に力を入れると、かえって安定しなくなるばかりか、満足

に動くことすらできなくなります。

つまり、天地自然と調和した姿勢とは心身統一した姿勢であり、自然な安定が保たれ、いつでも瞬時に動ける姿勢と言えます。

正しい静坐のやり方

坐った姿勢（静坐）についても、氣のテストをしてみましょう。

まず、写真のように膝立ちをします。多くの人が胸を張って力を入れる習慣があるので、肩を完全に上下させます。このとき、肩を回してはいけません。必ず上下をさせてください。そうすると、胸を張った状態では肩を上下させにくいことがわかります。

一方で、猫背の状態でも肩を上下させにくいことがわかります。肩を最も上下させやすい場所が肩のもともとの位置、すなわち肩の自然の位置と言えます。

次に、ふわっと腰を下ろします。腰を下ろしたとき、下半身を床に押しつけないように氣をつけてください。また、足の指は左の第一指（親指）と右の第一指が軽

く重なっています。ちなみに、左右どちらが上でもかまいません。

念のために肩を再度数回上下させましょう。手は太ももの上に、押しつけずに軽く置きます。このときに氣のテストを行うと、「動くまい」としなくても、自然に安定していることがわかります。この状態が心身統一した静坐の姿勢です。

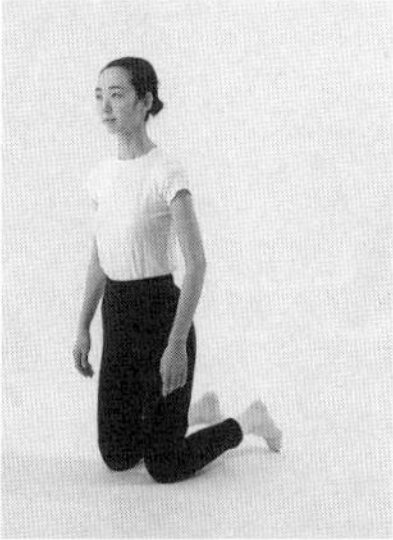

膝立ちをして、肩を数回上下させ、楽に上下できる位置を探します。足のつま先は写真のように立てます。

▼

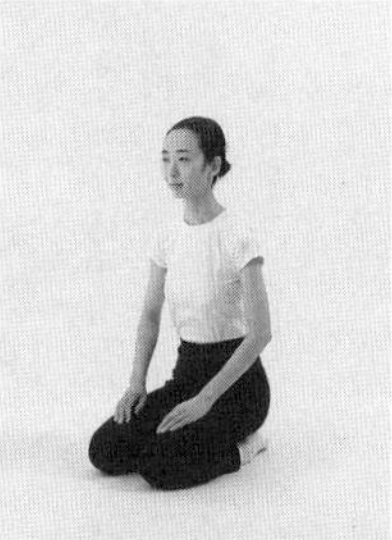

ふわっと静坐します。念のため肩を再度数回上下させ、手は太ももの上に押しつけずに軽く置きます。足の指は左の第一指（親指）と右の第一指（親指）が軽く重なっています。

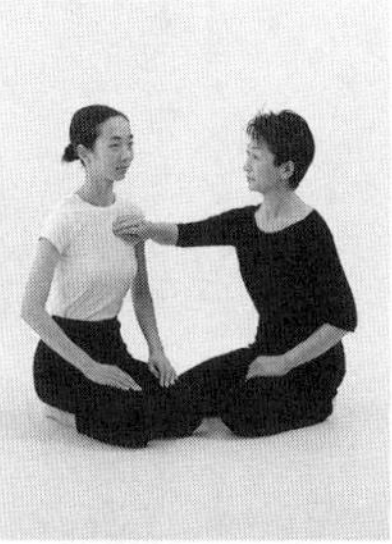

氣のテストを行うと、「動くまい」としなくても、自然に安定しています。

後ろから見た場合

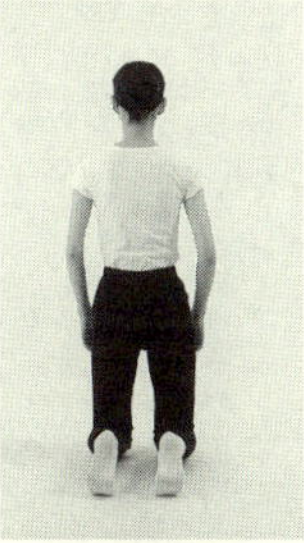

▼

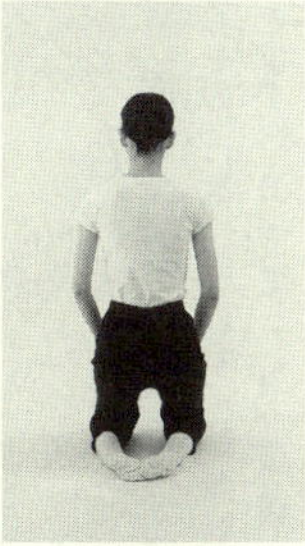

腰を下ろす途中で左の第一指（親指）と右の第一指（親指）が軽く重なります。左右どちらが上でもかまいません。

▼

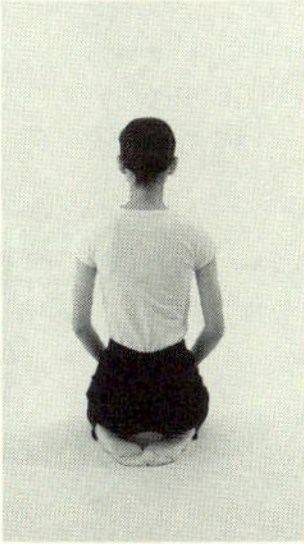

ふわっと腰を下ろしたら、肩を数回上下し、リラックスしてから手を太ももの上に軽く置きます。

横から見た場合

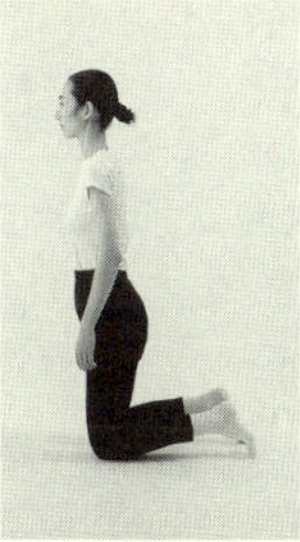

▼

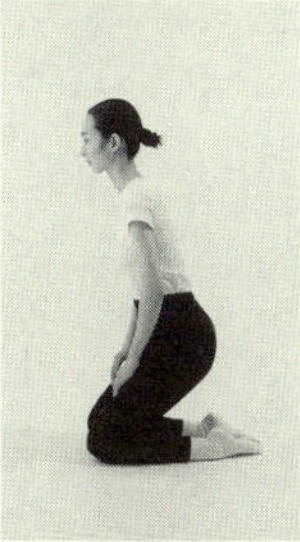

▼

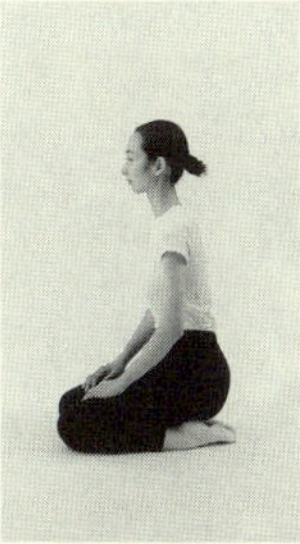

姿勢にはふたつの意味がある

皆さんは、知っていることなのに普段は忘れてしまっていることが多々ありますね。姿勢もその一つです。

昔から日本語の「姿勢」には二通りの意味があります。一つは身体的な意味での姿勢、もう一つは心の状態の意味での姿勢です。「物事に取り組む姿勢」という場合の姿勢は、まさに心の状態を指しています。

姿勢を正すというと、身体的な意味だけを考えて心の姿勢の方を忘れてしまうことがあります。「心が身体を動かす」のですから、実は私たちの心の状態はすべて姿勢にあらわれます。姿勢がきちんとしている、ということは心の状態もきちんとしているということです。

姿勢が安定している、ということは心の状態も安定しているということです。姿

勢がだらしない、ということは心の状態もだらしないということです。だからこそ、子どもの頃から正しい姿勢を身につけることが教育上とても大切なのです。

そもそも、姿勢とは「姿の勢い」と書きます。心身統一して氣が出ている状態は姿勢にもあらわれて、その人物をとても大きく見せます。名人が演ずる舞台で、その姿が舞台いっぱいに大きく見えるのは、氣が出ている心のあらわれなのです。

さて、心の状態によって、身体がいかに影響を受けるか姿勢のテストを通して実験をしてみましょう。

まずは先ほど紹介した通り、氣のテストを行いながら自然な立ち姿を確認してください。今度は、姿勢そのものは変化させずに、「頭のてっぺん」に意識を集中させてみましょう。そのときに氣のテストを受けると、姿勢は変化させていないのにもかかわらず、安定を失っていることがわかります。

頭を意識すると、姿勢は不安定になるのです。怒ることを「頭にくる」、緊張することを「あがる」と言いますが、一体全体「何が」頭にきて「何が」あがるのでしょうか。

そうです。それが氣なのです。氣が頭に上がってしまうことで、血液も頭の方に集まりカーッとなるのです。それでも足りない人は「鶏冠（とさか）にくる」わけですね。

次に、姿勢そのものは変えずに、今度はおへそのずっと下、下腹の力の入らないところを思ってみます。その力の入らない場所を「臍下（せいか）の一点」と言います。

臍下の一点に心を静めます。同じように氣のテストを受けても、今度は姿勢が安定していることがわかります。

昔から「腹のできた人」という言葉がありますが、文字どおり腹が充実していることで、いつでも心が下腹に静まって簡単には頭にこないということなのです。

多くの方が間違いやすい点なので注意が必要なのですが、下腹を充実させるとは、下腹に力を入れることではありません。

「臍下の一点に心を静める」ことをはじめ、心身統一した状態を保つために私が定めた「心身統一の四大原則」については次の章で触れます。

感情の起伏が激しく悩んでいらっしゃる方は、自然な姿勢を確認して、そして臍下の一点に心を静めることで自分の心をコントロールできるようになるでしょう。

重い荷物を楽に持つ法

何が正しい姿勢かおわかりいただけたら、それを日常生活で活用することが大切です。

間違った姿勢は、自分が今までの人生をかけて作りあげてきた産物なので、悪い習慣になってしまっています。その習慣を変えるには、日常生活のすべての動作で正しい姿勢を活用することが一番の近道です。一例をあげましょう。

皆さんは重い荷物をお持ちになることがあるでしょう。荷物の持ち方にも正しい方法と間違った方法があります。最初に間違った例を試してみましょう。

写真①は荷物を持つために意識して左肩が上がっている状態です。また、右手は荷物が重いため、だらりと伸びきっています。そのうえ、胸を張って上体が後ろに反った姿勢のため、荷物の重みが身体に不自然にかかっています。

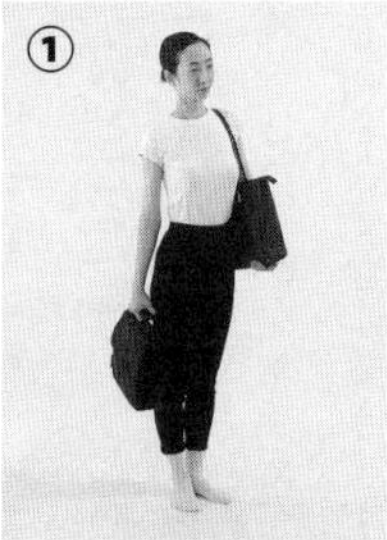

重みが踵の方にかかり、荷物を持つ腕にも力が入っています。バッグをかけた方の肩は上がり、とても不自然な姿勢です。

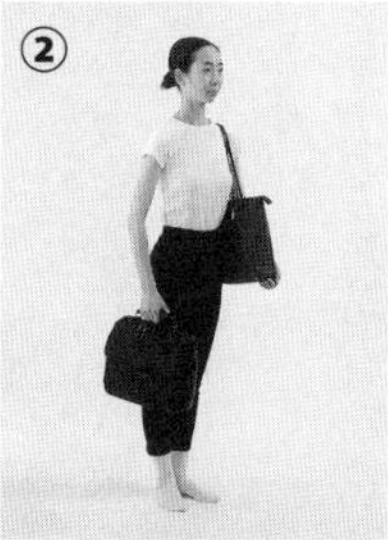

正しい姿勢で荷物を持ちます。

こういう状態で荷物を持つと荷物を重く感じるだけではなく、身体に無理が生じるため、長い間には必ず身体に不調があらわれます。

今度は、正しい姿勢で立ちます。正しい姿勢ができているかどうかまず氣のテストで必ず確認をしましょう。

すると、両手にほとんど重さを感じることなく楽に荷物を持てます（写真②）。自然な姿勢は、安定していて、しかも傍目(はため)から見た印象も颯爽(さっそう)として軽やかです。

皆様もぜひ、コンビニやデパートなどに買い物に行ったとき、お掃除や部屋の模様替えなどで荷物を持つときなど日常生活で活用してください。

自然な姿勢を保つことは健康を保つことの土台です。こんな実験もしてみましょう。

パソコンを使うときやテレビを見るときには、多くの方は、自然な状態よりもわずかに顔（首）が前に出ています。やってみましょう。そのまま一分ほど同じ姿勢でいます。

そうすると首や肩のあたりが辛いことがわかります。たった数ミリ顔が前に出るだけで、頭の重さが不自然に首や肩にかかり圧迫して肩こりを起こすのです。

そうした自分の身体から発せられているメッセージに氣がつかず、パソコンやテレビに熱中していると、あとで辛い思いをするのです。

私のところには、ひどい肩こりや腰痛で相談に来られる方が絶えません。そういった方には、この本の後半でお伝えする自分で行う氣圧法（自己氣圧）、そして心身統一した姿勢をお伝えすることで、肩こりが解消するだけでなく、肩こりそのものも起きなくなってきます。

その他にも腰痛・膝の痛みなど、不自然な姿勢が元で起こる不調は多くあります。そのほとんどが正しい姿勢を心がけるだけで治るのです。

心身統一した姿勢を学ぶだけで、日常のさまざまな動作がとても楽になります。

病院やご家庭で看護・介護をする皆さんの現場は精神的・物理的にとても厳しいものがあります。多くの方が腰痛に悩み、疲れがたまって自分の身体が辛いために、心のケアまで思うようにできないのが現状です。

そういったとき、皆さんにはぜひ、この正しい姿勢を学んでほしいと思います。自然な身体の使い方を知ることで、看護や介護の動作がとても楽になります。

自分の身体が楽になればなるほど心にゆとりが生まれ、心のケアまで氣を配ることができるようになります。

正しい姿勢は誰にでもできるのです。

第3章
天地自然と一体になる心身統一

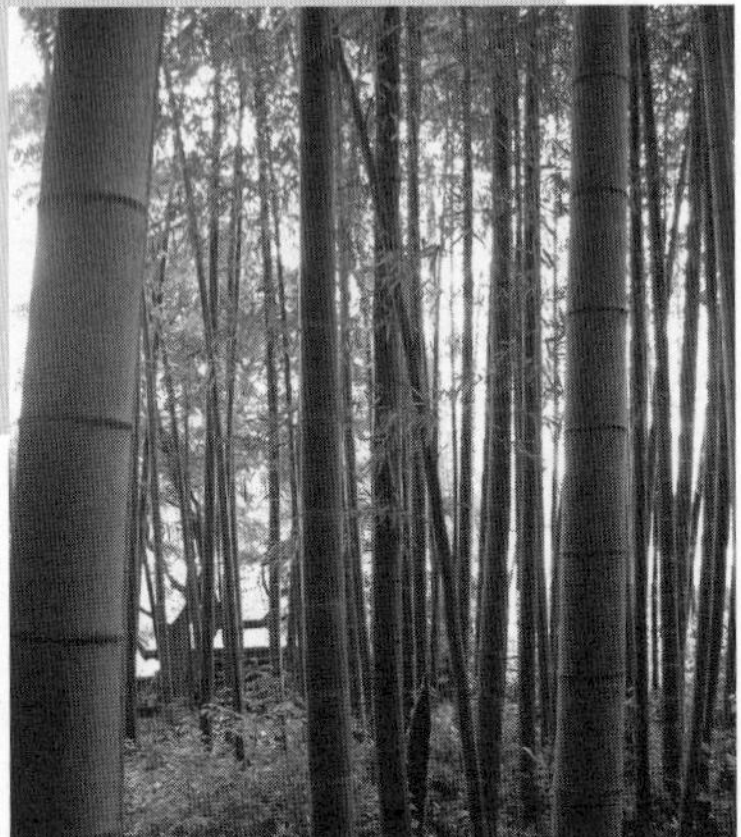

心身統一の四大原則

この章では、「心身統一」について詳しくお話しします。

私が述べる心身統一とは、「心と身体の統一」ではありません。心身は一如、心と身体は本来一つのものです。もともと一つのものを一つに使うのは当たり前のことです。別々のものを一つにしようとするから難しいのです。

先の章で述べました通り、多くの人は心と身体を別々に使う心身分離の状態に陥っているので、心と身体をいつでも一緒に用いる訓練は必要です。

ここで述べる心身統一とは、その訓練のことではなく、「天地自然と一体になる」ということです。

私たちは天地自然の理に合わないことをするとき、天地自然からのメッセージとして自分や自分を取り巻く環境に何らかの不調を来します。心と身体は一つのもの

ですから、心身ともに、天地自然の理に合った使い方をすることが不可欠です。

したがって、心身統一とは、天地自然の理に合った心の在り方を実践することであり、天地自然の理に合った生き方を実践することでもあります。

私は誰でも心身統一をできる方法として、「心身統一の四大原則」をまとめました。

この四大原則は天地自然と一体になるための具体的な方法であり、四大原則そのものが目標ではありません。

心身統一の四大原則

一、臍下の一点に心をしずめ統一する
二、全身の力を完全に抜く
三、身体の総ての部分の重みを、その最下部におく
四、氣を出す

これらはちょうど、山の頂に至る、異なる四つの登り道に似ています。どの道を

登っても山頂に至ることは間違いありません。したがって、四大原則はどれか一つを行えば、他の三つを満たしているのです。一度に二つ、三つ行う必要はありません。

それでは、さっそく一項目ずつ説明してまいりましょう。

天地自然と一体になる①

心を静める場所、臍下の一点

心を静めることが大切なのは誰でも知っています。それでは、その心を一体どこへ静めたらよいのでしょうか。

その場所がすなわち、私の説く「臍下の一点」です。

古来、東洋では下腹部を「臍下丹田」と称し、これを非常に重視しました。そして人間の本当の力は、この臍下丹田から生ずると考えられたのです。

しかし、ともすると、ただ下腹部に肉体的な力をこめれば、強く安定した下腹ができると考える人が多いようです。これは明らかに間違いです。

下腹が重要なのは間違いないのですが、下腹は肉体的な力をこめる所ではなく、心を静める所なのです。

下腹に力が入れば、連鎖反応で胸部にも力が入り、長くこれを行っているとみぞ

おちが痛くなったり頭に血がのぼったりしてしまいます。

心が身体を動かしていることを忘れてはいけないのです。

そもそも丹田の「田」は面積を意味しています。臍下丹田とは、広く下腹部を指しています。下腹全体を意識していては力が入るのも当然です。

私はそれゆえ、下腹の力の入らない無限小の一点を「臍下の一点」と名づけたのです。

初めて臍下の一点を学ぶ方は、例外なく高い位置に間違えています。恐らくは皆さんが思われる位置よりずっと下、恥骨の上あたりを目安にするとよいでしょう。

古来、臍下三寸といった所です。

この無限小の一点に心を静めると、肉体的な力が入ることなく強く安定した下腹ができます。臍下の一点に心を静めることを、「心を統一する」とか、「心を集中する」というのです。臍下の一点に心を静め、下腹が充実することで、心に落ち着きが生まれます。

天地自然と一体になる②

臍下の一点の意味

臍下の一点をさらに深く掘り下げてみましょう。

天地自然は無限の半径で描いた無限の円周であり、球体であると言えます。

そして私自身、その天地自然の中心であると言えます。

なぜならば私の位置より、上下左右、何れ（いず）をとっても天地自然は無限です。私が左へ一歩寄っても、天地自然は左側が一歩短くなるということはありません。相変らず無限です。

ただし私だけが天地自然の中心であるという考えは間違っています。

森羅万象、天地自然の中心です。

形ある円の中心は一つですが、無限の円周の中心はいくつあってもかまわないのです。

これを釈迦は「天上天下唯我独尊（てんじょうてんげゆいがどくそん）」と言いました。

そして同時に「万物に仏性（ぶっしょう）あり」と説いています。

それを後世、釈迦だけが天地自然の中心であり独尊などと説くから間違ってくるのです。

さて、この無限の円周を集約したものが自分であり、さらに集約したものが臍下の一点であると思えばよいのです。

臍下の一点は形ある一点ではなく、心で二分の一、二分の一と無限に集約していく一点です。あまり小さくなって知覚できなくなっても心を止めてはいけません。

そのまま続けて放っておけばよいのです。

無限小に集約していく動の極致が静であり、これが正しい意味での臍下の一点です。

一点が知覚できなくなるほど小さくなったとき「もうこの辺でよいだろう」などと止めると、それはもう「静止」ではなく「停止」です。

静止状態は無限の動を含む最も安定した状態であり、停止状態は一切の動がなく

なった無力状態です。「無限小」と「無」と言いかえてもよいでしょう。見た所よく似ていますが、根本的に異なります。

この世の中で停止しているものは何一つありません。心もまた同じです。停止状態は既に天地自然の理に反しているのです。

天地自然と一体になる③

底なしの魔法の壺

昔の物語に「魔法の壺」という話があります。

ある商人が古めかしい壺を売りにきました。その値があまりに高いので文句を言うと「これは少しも高くはない、魔法の壺ですから」と言います。

何の魔法かと聞くと「何でもその中へ放り込んでごらんなさい」と言います。

そこで手当たり次第いろいろなものをそこへ放り込んでみましたが、スウーと消えて見えなくなってしまいます。底なしの魔法の壺だったのです。ずいぶん便利な壺です。

そして、この便利な壺を私たちは、下腹に持っているのです。

無限小の一点、底なしの魔法の壺です。

誰かがあなたの悪口を言ったとします。これを耳に聞いて頭脳に報告するから、

すぐカッカッとしてくるのです。これを臍下の一点に放り込んで流してしまえば、胸中に何も残りません。

大体、我慢というものは、いつか必ず破れるものです。健康上もよくありません。底なしの壺に放り込んでいつもニコニコしていたらよいのです。

かたわらに雷が落ちても、その大音響が、臍下の一点にスウーと吸収されてしまうから、悠々とお茶を飲んでいられるのです。びっくりして飛び上がる必要はありません。


日常いつも臍下の一点を保持するから、常にリラックスすることができ、万山崩るるとも動ぜざる腹、何事も包容して濁らざる大海の度量ができるのです。

世の中の人々は、「力が抜けた状態」をリラックスと思っているから、いざ大事というときに心配でリラックスできないのです。そして反対に身体がコチコチになってしまいます。

リラックスした状態が最も自然で安定した状態であることがわかって初めて、大

事に臨んでリラックスできるのです。

また、私たちの病氣の多くは、神経より引き起こされています。イライラ、カッカッ、クヨクヨしてストレスを起こし、毛細血管を収縮して生命力の発揚をさまたげ、諸々の病氣を引き起こしているのです。

天地自然と一体になる④

常に臍下の一点を保持する

さて、「日常いつも臍下の一点ばかり考えていたら、他のことは何もできず、何も考えることができないではないか？」と疑問に思う方がいますので説明しておきます。

これは、一応もっとものように聞こえますが、臍下の一点をいつも保持するということは、いつもこれを考えているということではないのです。

臍下の一点は形ある一点ではなく、無限に集約していく一点です。極小になって知覚できなくなっても、そのまま放っておけばよいのです。

ゆえに一度臍下の一点に心を静めたら、そのあとは何も考えなくても、正しい姿勢をしていたら自然に臍下の一点は保持できます。

最初に臍下の一点に心を静めたら、そのあと意識をせずとも心身統一の状態にな

っているのです。何かを行う前に、まず臍下の一点に心が静まっているかを確認してから始めることが大切です。立ち上がる動作、坐る動作、歩く動作など、日常生活での動きで、まずは臍下の一点に心を静めることを実践しましょう。

大切なことなのでくり返しますが、臍下の一点を保持するとは、下腹を常に意識をすることではありません。下腹にとらわれると、日常生活の動作は何一つとしてできません。

臍下の一点を保持しているとき、のびのびした感覚になります。この感覚がわかったら、その状態で何事も行ったり、考えたりしたらよいでしょう。

すなわち、一番自然な状態で、何事でも行うことです。

しかし、そうは言っても時に心は乱れてきます。乱れたのを自分で感じたら、また思い出して「臍下の一点」と、やり直せばよいのです。

腹を立てたり、ビックリしたりするときは、臍下の一点が抜けた状態です。肩が張ったり、疲れたりするのも、臍下の一点が抜けたときに多いものです。そういうときに、臍下の一点をやり直したらよいのです。

最初のうちは、臍下の一点を保持しても、すぐ抜けてしまい、何をするにも忘れていることもあります。しかしくり返し心がけることによって、臍下の一点を保持できる時間もだんだん長くなり、仮に抜けたとしても、すぐ氣がつくようになります。

大事に臨んでも、この一点を保持していれば慌てることがないのです。

リラックスこそが最強の状態である

張りつめたままの弓はすぐ使用に耐えなくなるし、人間も緊張したままでは続きません。

人生においてリラックスすることは非常に大事なことです。

しかし子どもが入学試験になると、普段できる問題までできなくなってしまったり、スポーツ選手が大事な試合ほど固くなって失敗したりします。

一般に、大事なときほどリラックスするのが難しいと言われますが、なぜでしょうか。

第一の理由は、リラックスしている状態は弱い状態である、という錯覚を起こしているからと言えます。そのため大事なときになるとリラックスしてはいられなく

なるのです。

実際は、正しいリラックスは非常に強いのです。あとに述べる幾多の例で見ても、リラックスすることは、いかに強い状態であるかを理解できるでしょう。リラックスする方が強いとわかっているから、真剣な、大事なときほどリラックスするようになるのです。

第二の理由は、リラックスする正しい方法を知らないから、できないのです。リラックスというのは、のびのびと自然の状態に任せることを言います。重みを落ち着くべき所に落ち着けるからリラックスできるのです。

上体の重みの落ち着く所が、臍下の一点です。臍下の一点という力の入らない一点を見つけてやって初めて、全身の力を安心して抜き、身体の各部の重みがそれぞれ落ち着くべき所に落ち着くことができ、リラックスできるのです。

帰る家を見つけてやらずに「家に帰れ」といっても、帰りようがありません。力の落ち着くところを見つけてやらずに、「力を抜け」と言ったところで、心配で力の抜きようがないのです。

大体力を抜けといっても、その抜いた力をどこかへ収めなければ、身体のどこかに残っているのです。肩の力を抜けば腹に力がかかっていたり、腹の力を抜いたら脚に力がかかったりという具合に、どこかに力が偏在し、全身の力を完全に抜くなどということはできないのです。

心が身体を動かすのですから、力が入る本質は心の状態にあります。臍下の一点に心を静めることは、正しくリラックスすることと同じことなのです。

天地自然と一体になる⑥

人間は落ち着いているのが当たり前

総(すべ)ての物体の重みは、その最下部にあります。人間も一個の物体ですから、リラックスしたら、身体の総ての部分の重みが、その最下部にあることは当然です。

「物体の重みを落ち着くべき所、すなわち最下部におくことを落ち着きと言う」

そうすれば人間はリラックスしていたら、いつも落ち着いていることになります。

これが心身統一の四大原則の第三です。

人間は身体の重みを最下部に置いてリラックスしていると、自然に心の波も静まってきます。

生きている間は、頭脳は常に働いています。その動きの波がすなわち思考です。

生きている間この心の波をなくすることはできません。無念無想などと言ってもできることではありません。

しかし、ゼロにはなりませんが、二分の一、二分の一と無限に静めることはできます。

人間の身体も物体には違いありません。ゆえに、人間は、全身をリラックスしていれば、本来、落ち着いているのが当たり前ということになります。

これを悟らず、落ち着くことは難しいと思い込み、落ち着こう、落ち着こうと、一生懸命、息をつめたり、力んだりするから、落ち着けないのです。

「神様、仏様、何とぞ、落ち着けますように」などと祈ってみても、物体の重みが、落ち着くべき所に落ち着かない間は、落ち着けないのです。

正しい姿勢の項で説明したように、立つときは、いったん、踵(かかと)を上げてから静かに下ろし、坐るときは、いったん腰を上げてから、静かに下ろします。そして、両肩両腕の力を抜けば、上体の重みは、自然に臍下の一点にかかります。

この状態が、全身リラックスした状態であり、身体の総ての部分の重みが、最下部に落ち着いた状態でもあるのです。

このとき、足を持ち上げさせたり、手を持ち上げさせたりしてみるとわかります。

磐石の姿勢になっています。これが「落ち着き」です。

この状態を普段から稽古（けいこ）をしていると、頭で考えずとも、身体の方が覚えています。

後には、ただ一言「臍下の一点」と言うだけで、いつでも落ち着けるようになります。

氣を出す

ここまで、心身を統一させるためのステップを説明してきました。臍下の一点に心を静め、リラックスし、身体の重みを最下部におく。すべては同じことでした。それが理解できたら、最後は「氣を出す」です。

私たちの生命は天地自然の氣の一部です。

先にも説明しましたが、ちょうど海水を両手でかこって「私の水だ」と言っているように、天地自然の氣を我が五体でかこって「私だ」と言っているに過ぎません。

我が五体の氣が天地自然の氣と交流していることを「生きている」と言います。氣を出すから新しい氣が、体内に入って来て流通がよくなります。それならば人間は生きている間は、氣が出ているのが自然の状態であると言うことができます。

それでは、「氣を出す」にはどうしたらいいのでしょうか。

氣が出ている状態とは、天地自然の氣と交流しているということです。それには、心を積極的に用いることが大切です。周囲の氣を自分に対して引くのではなく、自分から周囲に向けて氣を向けるのです。自分に何かをしてもらうことを考える前に、自分が何をできるかを考えるのです。

氣は出すことで新たな氣が入ってきます。

あまりにもシンプルな法則のため、多くの方はわかったような氣になるだけで、実践されません。「氣を出す」には、まず自分の心の中で「氣が出ている」と決めて、何事にも自分から氣を向けて行動を起こすことです。

また、先にお話しした臍下の一点を保持していれば、自然に「氣が出ている」状態になっています。反対に、臍下の一点が抜けてしまうと、「氣が抜けている」状態になっています。

身体に力が入っても氣の交流は妨げられます。自分という存在が天地自然の一部であることに氣がつくことで、正しくリラックスできます。身体に余分な力が入る原因は、自分という存在にのみとらわれ天地自然を忘れるためです。

心身統一の四大原則の一つ一つは、言葉は違えども完全に同じことなのです。やろうと思えば、その瞬間からできることばかりです。いかに忙しい方でも、日常生活でできないことはありません。忙しい方ほど実践していただきたいと思います。

第4章
氣の呼吸法は不老長寿の妙薬

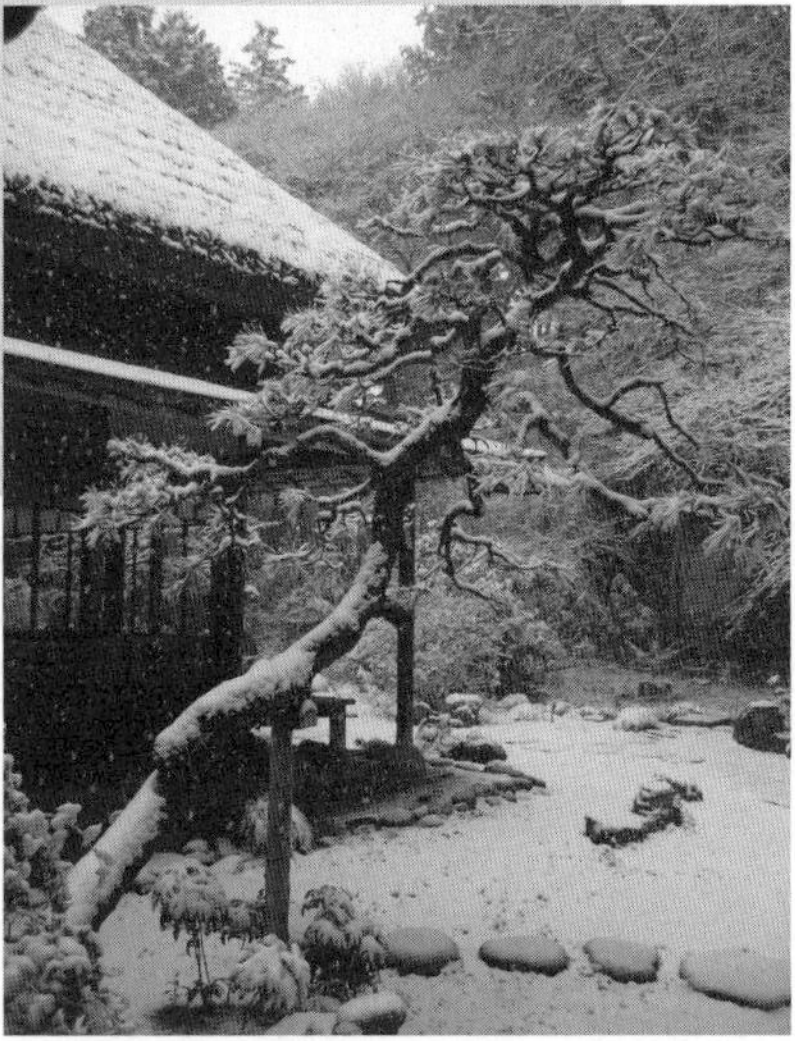

内呼吸を同時に行う全身呼吸

これまでの章では、氣の呼吸法を行うために必要な正しい姿勢と心身統一について説明してきました。

私のいう「氣を出す」ということは、心をいつもプラスに保つことなのです。

しかし、病氣になったときや心配事のあるときは、心をプラスにしようとしても、なかなかプラスになれないものです。

心が身体を動かしているのですが、ときに心も身体の影響を受けます。

健康がすぐれなくとも、プラスの心を堅持できる人は、よほど氣の修練を積んだ人でしょう。多くの人は、身体がマイナスになると、心までマイナスに引き込まれてしまいます。

そこで、心も身体もプラスになり、健康になる秘法があります。

それが「氣の呼吸法」です。

人間は食物を食べなくても、ある期間は生命を存続できます。しかし呼吸は、瞬時も止めるわけにはいきません。五分も止めたら死んでしまいます。

私たちは普段、無意識に呼吸をしていますが、これを正しく行うか否かで、精神的にも、肉体的にも、一生のうちには大変な差を生ずるのです。

健康な人の息は力強くも静かであり、不健康な人の息は弱々しくて荒いものです。精神が安定している人の息は、長く静かであるのに対し、精神が不安定な人の息は、短くて荒くなります。

常に呼吸を整えることにより、精神を安定させて健康を保つことができるのです。

まず呼吸の意義、役割について考えてみましょう。

人間は食物を食べ、これを燃焼してエネルギーに変えています。

燃焼するためには酸素を必要としますから、空氣中より酸素を吸い入れます。

全身で燃焼すると、二酸化炭素やその他の不純物、老廃物が全身にできます。

これらを速やかに体外へ出さねばなりません。これを「吸酸除炭作用」といって、

人間の生命維持の大原則なのです。

まず知っていただきたいことは、呼吸には大きく分けてふたつあることです。外界から肺まで空氣を吸い入れ、肺から外界へ吐き出すことを「外呼吸」、もしくは「肺呼吸」と言い、肺に入った酸素を、血流に乗せて全身くまなく毛細血管のはしばしにまで送り、また、そこに生じた二酸化炭素や老廃物を肺まで運びかえることを「内呼吸」と言います。

世間ではいろいろな呼吸法が教えられています。しかし、その大半は、いかに肺の中の空氣を入れ替えるか、すなわち外呼吸に終始しています。

人間の肺に入る空氣の容量は、三〇〇〇cc〜四〇〇〇ccと言われます。そして、普段の一呼吸で入れ替わる量は、その五分の一程度です。

肺の中には、いつも、古い、汚れた空氣が残っている勘定となります。時折、深呼吸をして、全部を入れ替える必要があるのは当然なのです。

しかし、肺の空氣を入れ替えるだけなら、呼吸法や技術は必要ありません。

ガスストーブで汚れた室内の空氣を入れ替えようと思ったら、窓を二ヶ所も開け

て、五分間もすれば、室内の空氣は皆入れ替わっているように、五、六回深呼吸をすれば、肺の空氣など、簡単に入れ替わるのです。

「外呼吸」だけではなく、「内呼吸」が大事なのです。

肺まで入って、肺からすぐ出ていってしまっては、酸素は何の働きもなしえません。血流に乗って全身に運ばれるから、酸素の働きをなし得るのです。

「氣の呼吸法」とは、外呼吸はもちろん、この内呼吸を同時に行う全身呼吸法です。心身統一した姿勢で行うことによって、全身の血液の循環が良くなります。

世間では、呼吸法を教えている人は、息を何秒吐いて、何秒止めて、何秒吸うというように教えています。また手足の形をああして、こうしてなどと型を教えます。中には呼吸の回数を制限している呼吸法もあります。

しかし、何秒吐いて、何秒吸うか、また何回以上やってはいけないなどということは、さほど重要なことではありません。

氣の呼吸法では、そのようなことにとらわれずに、やればやるほどますます心も身体も元氣になっていきます。

心身統一の状態で呼吸する

それでは、氣の呼吸法のやり方について具体的に触れていきましょう。

氣の呼吸法において最も大切なことは、心身統一した状態、すなわち自然体で行うことです。

自然体とは、天地自然と調和した心身の状態のことで、最も楽で最も安定している姿勢です。問題は、心身統一した状態がどんな状態か、なかなかわからないことです。

しかし、前の章でお伝えしたように、氣のテストを行うことで誰でも簡単に心身統一の状態を確認することができます。

氣の呼吸法を始める前に、簡単な実験をしてみましょう。

まず、頭のてっぺんから足先に至るまで、身体中に目一杯力を入れてみましょう。

本を読み進めるのを休んで実際に体験をしてみてください。眉間にしわをよせて、目は睨み、歯を食いしばって、肩をいからせ、胸を張って、腕は突っ張り、下腹を力んで、脚は硬直させます。そのとき、呼吸はどうでしょうか。

私は「息を止めて」とは言っていませんが、多くの方は息を止めていたのではないでしょうか。このとき、氣のテストを行ってみると、身体に余分な力が入っていると姿勢は不安定になることがわかります。

もう一つ実験をしましょう。今度は身体中の力が抜けた虚脱状態です。ガッカリしたときのように肩を落とし、背骨が不自然に曲がっている姿勢です。

そのとき、呼吸はどうでしょうか。そうです。内臓が圧迫されることで呼吸しにくくなります。そのため浅い呼吸になっていることがわかりますね。このときも氣のテストを行ってみると、虚脱状態でも姿勢は不安定になることがわかります。

人間の身体は余分な力が入ることによって呼吸が浅くなります。一方で、力が抜ければよいかというと、虚脱状態でも呼吸は浅くなるのです。

昨今では、リラックスが大切なことは周知の事実ですが、リラックスにも質があって、正しいリラックスと虚脱状態の違いがあることはあまり知られていません。氣の呼吸法では「どのように呼吸をするか」よりも、まず「心身統一した状態で呼吸する」ことが大切なのです。

実践　氣の呼吸法

まずは坐った状態での姿勢をチェックしましょう。このとき、自分以外にもう一人、氣のテストを行う人がいるとよいでしょう。

なぜ氣のテストが必要かというと、自分では余計な力が入っていることに氣づきにくいからです。とはいえ、一人暮らしの人もいらっしゃるでしょう。

その場合は、自分の姿勢にどこか違和感がないか、常に確認してください。

①心身統一した姿勢を確認する

正しい姿勢になるためには、まず肩を上下して、一番楽に肩を上下しやすい位置を探しましょう。そこが肩の自然な位置で、上体に余分な力が入っていない状態です。このとき、肩を回すのではなく、肩を大きく上下させることがポイントです。

上下したあと、手を太ももの上に軽く置きます。

そして、氣のテストを行って、正しい姿勢かどうかチェックしましょう。

氣持ちがよく安定した姿勢になっていますか。身体に余分な力は入っていませんか。身体のどこかに張ったような違和感はありませんか。ふわっとしていて、しかも安定している状態でしょうか。

正しい姿勢ができれば、氣の呼吸法は半分以上できたといっても過言ではありません。

正しい姿勢

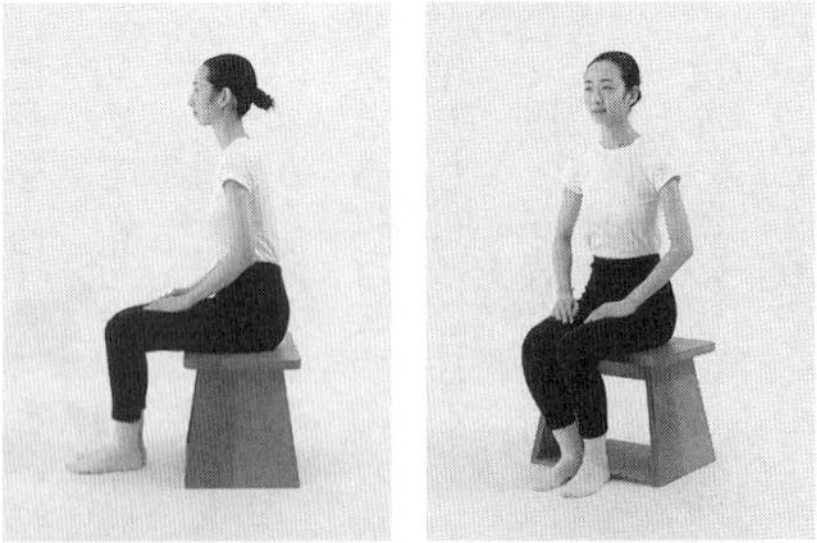

肩を上下して、一番楽に肩を上下できる位置を探します。リラックスしてから手を太ももの上に軽く置きます。ふわっとしていて安定しています。

胸を張った状態（悪い例）

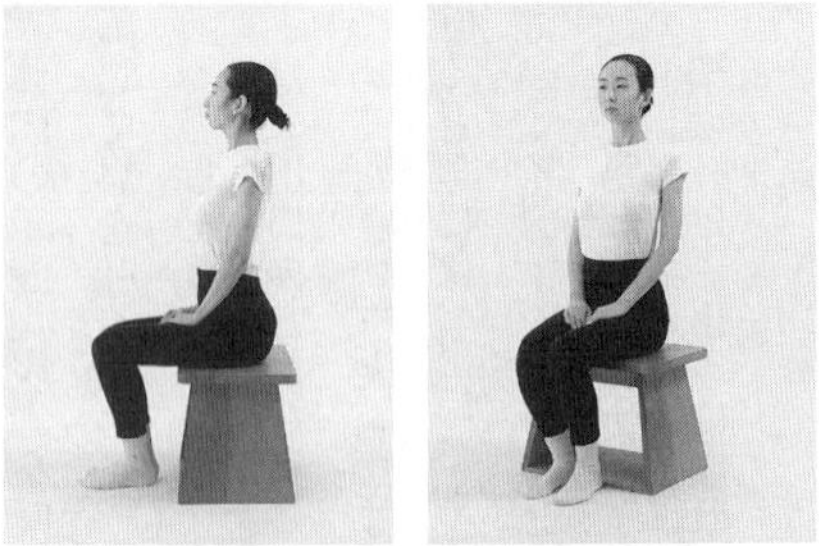

緊張して突っ張っています。胸を張って、背すじが反り返り、手にも力が入っています。

猫背の状態（悪い例）

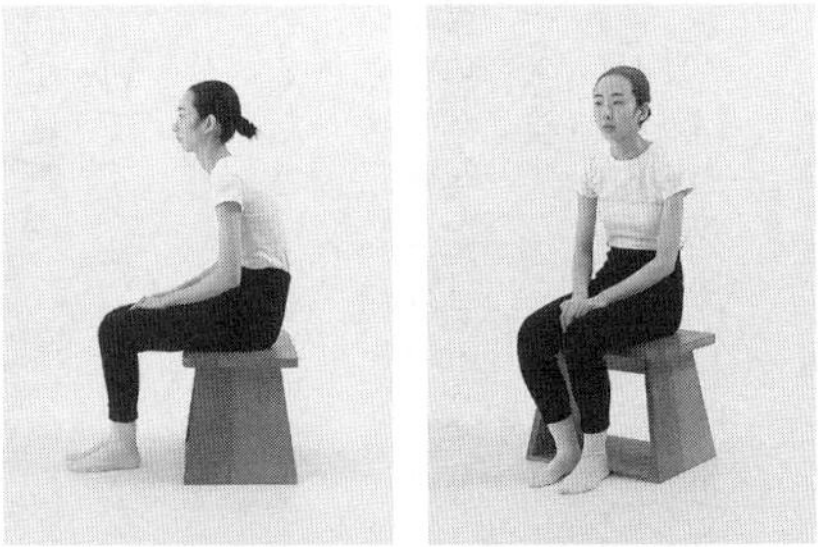

虚脱して、猫背になっています。首も前に出て、全体がだらりとした印象です。

②静かに吐く

次に息の吐き方を説明しましょう。

これを「呼氣（こき）」といいます。体内の二酸化炭素を吐き出すことです。初めての方は、胸や肺を意識して息を吐くために、七、八秒ですぐに息がなくなってしまいます。身体に力が入ってしまうからです。

バスから降りるとき、運転手は「出口の方から順にお降りください」と言います。乗るときには「奥の方からおつめください」と言います。

呼吸も同じことです。息を吐くときには、出口である頭部の息から始まって、胸・腰・脚・足先と順番に息が出ていくイメージを持つと楽にできます。

ただ、あまりこれにとらわれる必要はありません。呼吸が胸や肺だけで行うものではないということを理解し、楽に吐けるようになれば、あとはもう氣にしなくていいでしょう。

口を「あいうえお」の「あ」の形に開き、息を正面に向かってまっすぐ吐きます。

このとき、「ハァ〜」と息を吐く音がわずかにしますが、意識して吐く音を大きく立てる必要はありません。また、やってみるとわかりますが、音を全く出さずに吐くことはできません。自然に息を吐くことが大切です。

ここでのポイントは、何秒吐こうとか、うまく吐こうなどと考えないことです。意識して吐くことで余分な力が身体に入ってしまうためです。

いわゆる「深呼吸」などの影響で、「吐く」「吸う」という行為を何か特別なものと考えてしまう人がいます。呼吸法となると、つい力強く吐いて、力強く吸うもののように思い込んでいるようです。

ゆえに「吐こう」と思った瞬間に力が入ってしまいます。

通常の呼吸をするように、静かに吐くことを心がけてください。

また、虚脱状態で息を吐くと、「ため息」になってしまい、息が漏れてしまうので氣をつけてください。

最初に確認した心身統一の姿勢で行うことが大切です。何度かくり返してみると、十五秒から二十秒程度ならば誰でも楽に息を吐けるようになります。

まずは、息を吸うことよりも、楽に息を吐けることを目指しましょう。氣は出せば新しい氣が入ってくるように、息も出すことによって新しい空氣が自然に入ってきます。

③吐くに任せる

楽に息を吐けるようになったら次の段階に進みましょう。

吐く息は次第に少なくなりますが、ここで多くの方が息を意識して止めてしまいます。

これは間違いです。私たちは生きている間は常に息をしています。意識して息を止めると、どうしても身体に余分な力が入ります。

力が入ってしまうと、毛細血管が圧迫され、血流が阻害されてしまうのです。

吐く息をそのままに任せておくと、次第に少なくなって無限小に静まっていきます。その間、口は閉じずに開けたままにしておきます。吐く息が十分に静まってきたら上体をわずかに前へかがめ、残りのかすかな息を無理なく静かに吐きます。吐

く息を意識して止めずに、吐く息が自然に静まっていくことが大切です。

そうすると、「一、二、三」と数えるくらいの間が自然とあきます。上体をわずかに前傾したまま口を閉じて、今度は鼻先から息を吸い始めます。そこまでできたら次の段階です。

吐く

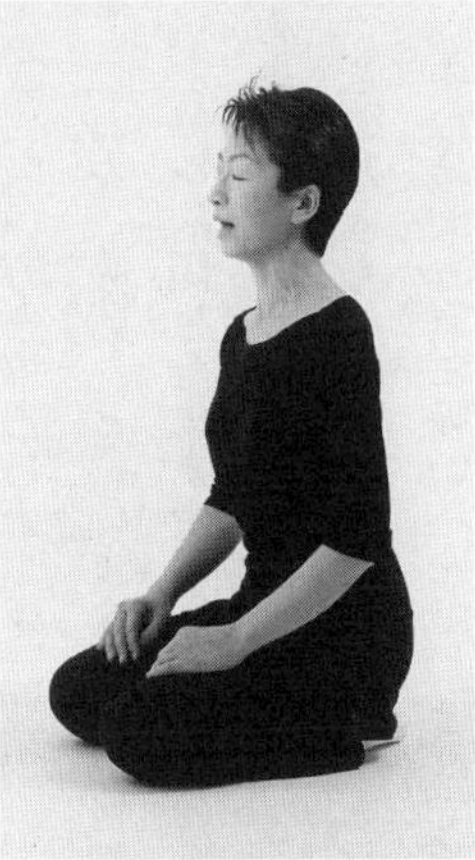

正面に向かって、できるだけ静かに、「ハァ～」とまっすぐ吐く。

▼

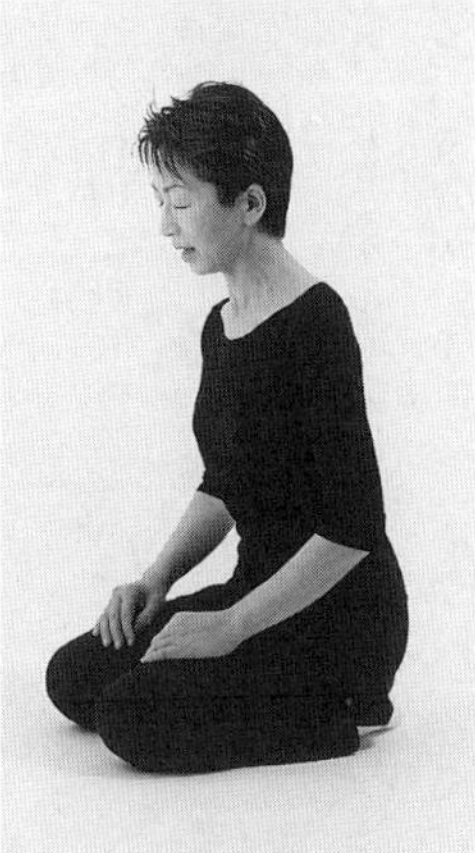

吐く息が十分に静まったら、上体をわずかに前へかがめ、残りのかすかな息を無理なく静かに吐く。

④吸うに任せる

次に吸い方を稽古（けいこ）しましょう。

これを「吸氣（きゅうき）」といいます。天地自然の精氣を体内に吸収することです。

上体を前傾したままで、鼻先で花の香りをかぐように、静かに鼻から息を吸い始めます。

このときも、何秒吸おうとか、うまく吸おうなどとする必要はありません。

中には、一氣に吸い込んでしまって苦しいという方がいますが、そういった場合、最初のうちは、吸った息が足先から入って、脚、腰、胸、頭と徐々に満たされるイメージを持つと楽に吸うことができます。意識が下がることで、胸や肺に力が入って滞ることを防ぐためです。

バスに乗るとき、より多くの乗客が乗るためには乗車口より入り、奥の座席からつめて坐る必要があるのと同じです。乗車口で立ち止まっていると、それ以上乗客はバスに乗ることができません。

特に、息を吸うときに胸を膨らませて上体に力を入れる人が多いので注意してください。胸や肺を意識して吸ってしまうと、二、三秒で吸い終わり、苦しくなってしまいます。

静かに吸って、吸う息をそのままに任せておくと、吸う息は、吐く息と同様に無限小に静まっていきます。充分に静まってきたら上体は元の位置に戻ります。このとき、後頭部まで、さらに空氣が「スー」と吸い込まれるのを感じます。

そのときも「一、二、三」と数えるくらいの間(ま)があります。吸う息が十分に静まったら口を開けて吐き始めます。

初心者は、呼氣より、吸氣の方を難しく感じるようです。

吸氣のとき、どうしても力が身体に滞りやすいからです。呼氣を何度も稽古し、リラックスして吐くことを身体で覚えると、吸氣も楽にできるようになります。

肺に吸い込んだ酸素のうち、脳で使われるのはなんとその二〇%です。

氣の呼吸法では、足先から頭部に至るまで氣を充満させます。そのため行えば行うほど、脳が活性化します。十五分もやっていると、視力も回復してきます。物忘

れも防げるでしょう。

吸う

わずかに前傾したまま、鼻先から息を吸い始める。

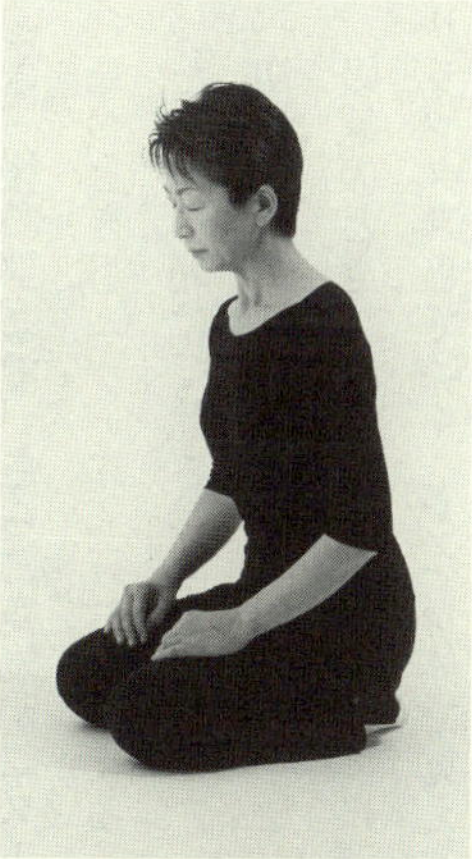

▼

吸う息が無限小に静まり、上体が元の位置に戻る。

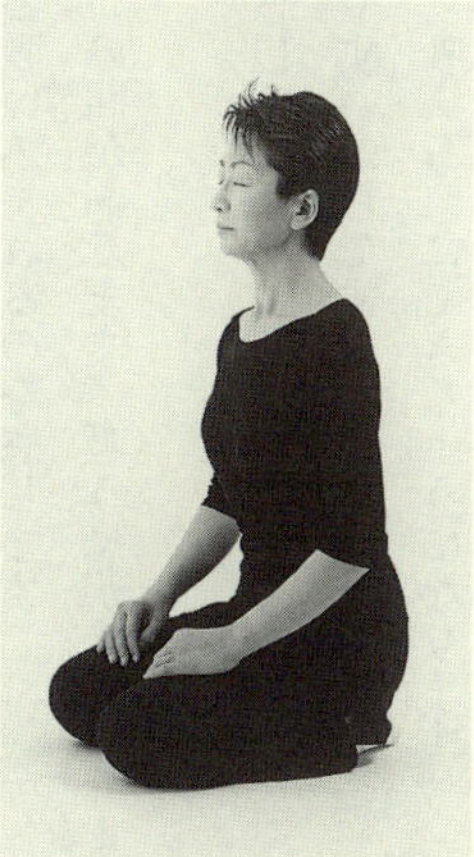

⑤出づるに任せ、入るに任す

それでは、いよいよ吐く息、吸う息をくり返します。氣の呼吸法を学ばれる方は

この「出づるに任せ、入るに任す」ということの意味をしっかり理解してください。

楽に吐いて、楽に吸うことができても、吐く息と吸う息をくり返す段階になると、「任せる」ということを忘れてしまうようです。心身統一した姿勢で息を吐けば、吸う息は自然に入ってきます。これが「任せる」ということです。

多くの方が陥りやすいミスは、吐く息から吸う息に変わるときに、もしくは吸う息から吐く息に変わるときに、意識して息を止めてしまうことです。

自分で呼吸をコントロールしようとすると、身体に余分な力が入ってしまいます。身体に力が入ると呼吸は苦しくなって長続きしません。

吐く息を意識してコントロールし、止めてしまうと、息は入ってこなくなります。「吐くよりも吸うほうが難しい」という方が多い原因の一つです。

氣は止めたり、引っ込めたりするものではありません。氣の呼吸法は天地自然の氣と五体の氣が交流することです。氣は出すことで入ってきます。

苦しいときは、やり方に何かしら間違いがあるから苦しいので、そのまま我慢して続けてはいけません。心身統一した姿勢に立ち返って、もう一度初めからやり直

しましょう。

さらに、ほんとうに「吐くに任せて」吐いているか、「吸うに任せて」吸っているか、氣のテストを通して確認してみてください。意識して吐いたり吸ったりしていると、身体に余分な力が入るので、氣のテストを行うと姿勢が不安定になっているのがわかります。

通常の呼吸と同様に、呼吸していることすら忘れてしまうようであれば、言うことはありません。そのときに氣のテストをすると、磐石の姿勢になっているのがわかります。

呼吸法を実践するときは常に「出づるに任せ、入るに任す」ということを忘れずに呼吸することを心がけてください。

私たちは、自分の身体に力が入っているとき、力が入っていることを自覚しにくいものです。しかし、その都度氣のテストを行うことによって、自分の身体にいかに余分な力が入っているか氣づくことができます。

次第に、氣のテストを行わなくても、自分で身体のどこに力が入っているかわか

るようになってきます。「私は力を抜いているのにうまくできない」という場合は、正しいリラックスができていないか、力を抜いているつもりになっていることがほとんどです。だからこそ、氣のテストを大切にしていただきたいと思います。

そもそも、「心が身体を動かす」のですから、心はリラックスしているのに身体にだけ力が入ることはありません。

氣の呼吸法を行って力が入るときは、心で必ず何か不自然なことをしているのです。意識してコントロールしようとするのは、不自然な心の使い方の一例です。

どういった心の状態が身体に力を与えているか考えることも大切です。

真剣勝負の世界では、「無息の呼吸」というものがあります。

無息の呼吸と言っても、息をしないことではありません。

昔の武士が立ち合うとき、呼吸が相手に読まれてしまうと動きが読まれてしまいました。そこで、心を静めることによって、あたかも呼吸をしていないかのような静かな呼吸を身につけることが不可欠でした。それが、無息の呼吸です。

「氣の呼吸法」もこれに近いと言えるでしょう。

私は吐くだけなら、五十秒でも六十秒でも吐いていられます。

ただ、間違えてはいけないことは、呼吸を長くすることが大事なのではないということです。苦しいのを我慢して長い呼吸をしても、健康によくありません。

全身をリラックスすれば、呼吸は自然に深くなり長くなることをよく理解してください。肺活量を大きくすることが目的ではなく、リラックスの訓練だと思って行ってください。

「長生き」とは「長息」ということなのです。一生のうち、精神的にも、健康維持のうえでも、大きな差ができるのは当然でしょう。

⑥まずは一日十五分から始めてみる

そこまでできたら、あとは毎日の実践あるのみです。まずは一日十五分から始めてみましょう。なぜ十五分かといいますと、十五分ぐらい行うことで、体内から七割ぐらいの二酸化炭素が除去され、全身に酸素が充満するからです。このとき、自

分の手をご覧ください。いつもより、いきいきとした肌色に変わっているはずです。

そして、少なくとも二週間は続けてください。氣の呼吸法で深い呼吸が身についてくると、日常の呼吸も深まる実感が得られることでしょう。

通常、人間は一分間に十五回から二十回くらい呼吸しています。それが四回から五回くらいの深い呼吸に変わってきます。

椅子に坐った姿勢のほか、静坐の状態、立った状態、寝た状態でも氣の呼吸法を行うことができます。その際も心身統一した姿勢かどうかを必ず確認してください。ただし、食事の直後と入浴中は血液の循環が変化するので行わないように注意してください。

氣の呼吸法は、今日やったから明日めざましい効果が出るというものではありません。毎日続けていれば、いつの間にか自分が健康になっている。それが氣の呼吸法です。

氣の呼吸法は、一日に何回やれとか、何回以上やるなとかいった制約も取り決めもありません。坐禅を組んで瞑想(めいそう)して、などということもしません。いつでも、ど

こでもできます。皆さんも、日々の暮らしの中で実践してみてください。

朝夕の通勤時、買い物の行き帰りなど歩きながらの呼吸法、テレビを観ているときなどの時間を有効に使っていろいろ実践してください。

自分の氣持ちの持ち方で、いくらでも氣の呼吸法をする時間は作れます。意志の弱いいくら貴重なことを習っても、これを続けなければ身につきません。意志の弱い人は、こうすればよいとわかっていても、続けることができないでいます。

私が臍下(せいか)の一点を教えプラスの氣を教えると、それを実行し成果をあげている人は多くいらっしゃいます。一方で、二、三日やると、もう止めてしまう人も少なくありません。

正しいことは今行って今すぐにできるものですが、それが自分の身につくには飽きずに継続することが不可欠です。何事を始めるにも、必ずプラスの氣を起こし、氣を楽に継続してください。

生命力が高まる

氣の呼吸法を行えば、全身に生命力がみなぎり、プラスの心と身体となります。

また、氣の呼吸法は全身の息を入れ替えるばかりでなく、氣の修練のうえで、大きな意義があります。

「出づる息は天地よろず世に及び、入る息は腹内の寸分のうちにおさまる」

自分の吐く息が、目前で消えるのではなく、天地自然の果てまで及ぶのだと思って吐く。すなわち、氣を出して吐くのです。そして、体内の氣を悉く吐き清めます。

吸うときは、天地自然の氣を悉く体内に取り入れ、臍下の一点におさめます。

このとき、全身に、清新の氣が充満するのです。

自分が呼吸しているというよりも、天地自然の氣と交流している感覚を持っています。

「我が天地か天地が我か、即ち、天地と一体となる至妙境に至る」呼吸法なのです。

私は、暮れの三十一日夜十一時半から、新年の零時半まで、毎年、「越年呼吸の行」を行い、氣の呼吸法をしながら新しい年を迎えています。

一年のうちには、良いことも、悪いこともいろいろと起こります。

しかし、過去を追い、過去を悔んでも何にもなりません。過去一年の良いことも、悪いことも、すべて吹き払い、清新の氣を五体にみなぎらせて、新年を雄々しく、勇ましく、プラスに出発しようというわけです。

氣の呼吸法を心静かに行っていると、自然に心が澄んできます。

零時の頃は、もう、我を忘れて、呼吸そのものだけの世界になります。

零時半に修行が終わったときの大勢の参加者の顔の、何と晴れがましいことでしょうか。「よし、今年も一年氣を出して行動しよう」という意氣が場内にあふれています。

一年の計は元旦にあり、出発にプラスの氣をみなぎらせてはじめて、一年間思う存分活躍できるのです。

寝ながら行う氣の呼吸法

病氣の方は、寝た状態のまま氣の呼吸法を行ってもかまいません。病氣で寝ているときは、大抵は他にすることがありません。せいぜい、マイナスのことを考え、くよくよするだけであり、それではいくらでも生命力を衰えさせてしまいます。

そういうときは、寝ながらでも氣の呼吸法をしたらよいのです。氣の呼吸法を行って生命力を盛んにすれば、驚くほど回復は早くなります。

寝ながら行う氣の呼吸法についてお伝えしましょう。

まず両手両足をのびのびとさせて、仰向けに寝ます。このとき、臍下の一点でもよいのですが、心身統一の四大原則の三、「重みが下」を心がけるとよいでしょう。

横になっていますので、上体の位置は前後しませんが、あとは椅子に坐ったときと同じように呼吸をするだけです。

心臓疾患をお持ちの方、重病の方は、長い呼吸をすることは難しいです。その場合でも、通常の呼吸より少しでも静かで深い息になれば充分です。無理をせずに、できる範囲で行うことが大切です。

そうすると、毎日、少しずつ呼吸が楽に長くなります。しまいには、健康な人と同じように、氣の呼吸法ができるようになります。そのときは恐らく、お医者さんは、退院の許可を出してくれるでしょう。

医学では、五感にてとらえ得るものだけで判断します。レントゲンや顕微鏡は目の延長です。聴診器は耳の延長です。生命力は、そのいずれでもとらえることはできません。お医者さんはつい、とらえられるものにだけ頼って、生命力を忘れがちになります。

どんな医薬も生命力を作ることはできないのです。ただ生命力を増強する手伝いをするだけです。医薬に頼ることもいいでしょう。しかし、そのために、生命力を衰えさせては何にもなりません。

まず氣の呼吸法をしっかり行って、自分自身の生命力を高めることが肝要です。

一日の疲れをとる

氣の呼吸法は、十分間稽古したら十分間の力がつきます。一時間稽古したら一時間の力がつくのです。

氣の呼吸法は時と場所を選びません。少しの時間も無駄にせず、氣の呼吸法を実践していただきたいと思います。

歩きながら呼吸法をするときは、上体を前へかがめたり、戻したりしては歩けません。臍下の一点に心を静め、姿勢を崩さず、歩きながら静かに吐けるだけを吐きます。

吐いたあと、四歩ぐらい歩いてからまた吸い始めます。吸い終わってから、また四歩ほど歩いてから吐き出します。

吐いたあとすぐ吸ったり、吸ったあとすぐ吐いたりすると、身体に力が入って苦

しくなります。呼氣と吸氣の間に少しの間をおくことが肝要です。

私は、昭和十九年二月の動員令で召集され、中支戦線に送られました。船で日本を出発するとき、毎日、二百回呼吸法を稽古しようと心に誓いました。それまでも、家で毎晩一時間は呼吸法の稽古をしていました。船の上では時間があるから、じっと坐って二百回の呼吸法もできましたが、行軍になるとそんな時間はありません。二百回というと、一回一分間とみて三時間二十分かかるわけです。

そこで、行軍中に呼吸法をすることにしました。

戦争が始まると、敵を目前に待機しているときも、氣の呼吸法を行い、故国にたどりつくまで、一日も怠らずにこれを行ったのです。

行軍中、何度も敵襲を受けましたが、氣が身体に充満しており、八方に氣を配ることができたのです。私の小隊は一人もけがをさせず、八十人無事に日本へ連れ帰ることができました。それは氣の呼吸法があってのことと思います。

また部屋で静坐しているときは、少しぐらい間違った呼吸法でも短い時間ならば誤魔化せるかもしれませんが、行軍中で間違ったら苦しくてとても続きません。どうしても臍下の一点を静めて、心身統一した状態で行わねばならなかったのです。後年、私がみそぎの呼吸法から氣の呼吸法に至ったのも、このときの行軍の修行の賜物であったのでしょう。

日常生活の中で、呼吸法をして一番有効なのは、寝る前、十五分でも二十分でも行うことです。

誰しも、寝る前には、風呂に入るかシャワーを浴びて身体をきれいにします。身体の外側をきれいにするなら、身体の内部もきれいにすべきです。五臓六腑だって疲れてもいるし、汚れてもいます。これをきれいにするのが、氣の呼吸法です。一日の疲れは、その日のうちにとっておかねばなりません。

車でも手入れがよいと、倍も、もつと言われます。人間もいつも、自分の心身を修復しながら使えば、倍の寿命をもつことができるのです。

氣の呼吸法こそ、不老長寿の妙薬なのです。

亭々(ていてい)たる大木を見る者はあっても、その根に氣づく者は少ないものです。根をしっかり張ればこそ、亭々たる大木たり得るのです。

呼吸法は根の修行と言えます。必ず、いつかその上に大木を育てることができるのです。

健康体を作る

先にも述べましたが、現代、私たちの持つ病氣のほとんどは神経系より起きています。

多くの人は、些細なことでも心を乱して、不要の神経をわずらわし、毛細血管を収縮させ、全身を緊張させています。

ちょうど高速道路の渋滞のように、肺から酸素を全身に送り出すことも、全身から二酸化炭素を持ち帰ることも、難しくなっているのです。

そうなると、きちんと掃除していないガスストーブが不完全燃焼を起こすように、身体のあちこちにも不完全燃焼が起きて、さまざまな病氣を引き起こす要因になります。

二十代ぐらいまでは、生命力が盛んなのでまだよいのですが、五十の坂を越すと、

生命力は下り坂になります。人間の身体を守っている生命力を衰えさせては、健康を保てるはずがありません。そのひずみがどこに出るかわからないのです。高血圧、糖尿病、心臓病、肝臓病と、いつも怯えていることになります。

したがって、真の健康を得るには、正しい呼吸をして、身体に完全燃焼を促すことが大切です。

私たちは、食物を食べて、喉を通るまでは覚えています。

しかし、その先、胃で消化し、肝臓で分解し、腎臓で血液の不純物を取り除く働きをしていることは知覚できません。

私たちが眠っている間も、瞬時も休みなく行われているのです。自分がやっているのではありません。一体誰が代わりをやってくれているのでしょうか。

医学でも、科学でも、未だにこれを解明できずにいます。仮にこれを名づけて「生命力」と呼んでいるのです。

火事が起きてからあと始末をするより、火の元に氣をつけることが肝要です。

病氣になってから、お医者さんに頼って大騒ぎするより、その根本の、生命力を盛んにすることこそ大事です。

「氣の呼吸法」を行えば、全身の毛細血管は開き、肺に入った酸素が、血流に乗せられて全身くまなく送られ、二酸化炭素が肺まで持ち帰られます。ちょうど、掃除の行き届いたガスストーブのように、勢いよくパッと燃えあがります。

栄養物が完全に燃焼され、皆エネルギーに転化されます。生命力が盛んになって、全身の機能を最高に活動させ、いきいきとした、健康体を作り得るのです。

私は長い間、東京都新宿区にある心身統一合氣道の本部道場にて、寒修行を行ってきました。日本では、一年で最も寒い時期といわれる「大寒」すなわち一月下旬に、夜七時から八時まで、五日間、氣の呼吸法を行います。

道場の窓は開け放ち、風の吹き入るに任せ、全員上半身裸になり（ご婦人は上半身も薄物を着ます）、静坐して氣の呼吸法を行うのです。外界の温度は零下、裸で

一時間も静坐していたら、普通であれば身体はこごえ風邪をひいてしまいます。ところが、氣の呼吸法を行っていると、血液の循環が良く、全身で燃焼しているから、ほとんど寒さを感じません。鳥肌も立ちません。脇の下などは汗ばむほどです。

風邪をひいている人は、あべこべに治ってしまいます。

十年間苦しんだ鼻炎が、五晩の修行ですっかり治ってしまった例もあります。生命力の偉大さを、身をもって体験できる修行です。

第5章

自然な生活で健康を保つ

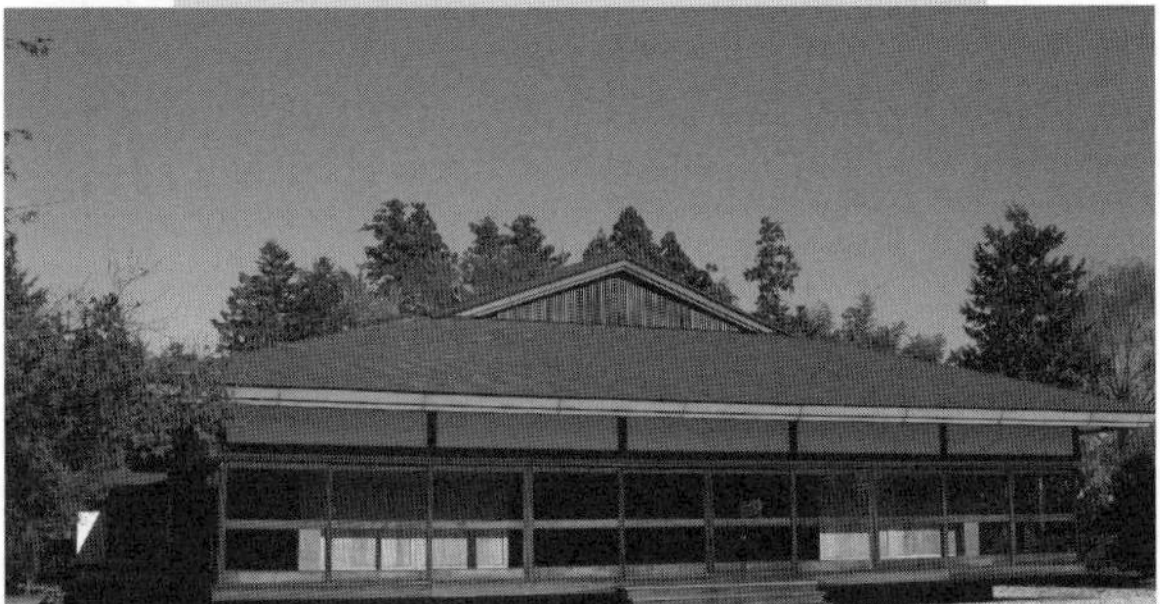

朝の目覚めはプラスで起き出す

一年の計は元旦にあり、一日の計は朝にあり、と言われます。

朝起きるときに不愉快な氣持ちで起きると、その氣持ちが意識せずして尾を引き、マイナスの氣を呼び込んで、一日中不愉快なことが起こりがちです。「けさ起きたとき、氣が重いと思ったが、案の定、今日一日ろくなことはなかった」ということになってしまいます。

氣の修行では常にプラスの氣を練るのですから、朝起きるときもプラスの氣を起こさねばなりません。目が覚めた以上、パッと布団を蹴って起き出す習慣をつけねばならないのです。

朝、目が覚めてから、ベッドの中でぐずぐずしてなかなか起き出さない人がいますが、これが意志を弱くする大きな原因となるのです。

第一そういうときには、ろくな考えしか浮かぶものではありません。意識はもうろうとし、本能のおもむくままの状態になっています。

眠っている間は、天地自然の氣を体内に受け入れている時間ですから、ぐっすり眠ってよいのです。しかしいったん目覚めた以上、ベッドでぐずぐずしていても、休養にもなりません。いさぎよくパッと起きることによってプラスの氣になり、一日の行動をプラスで出発することになります。

これだけのことで意志の力は非常に強くなり得るのです。

特に、これから伸びんとする若い人は、この習慣をつけてほしいものです。

私は小さいとき、身体が非常に弱く、氣も弱いものでした。

夜はなかなか寝つかれず、したがって朝はハッキリ目が覚めず、うつらうつらして寝起きが非常に悪かったのです。

何事を始めても根氣が続かず、中途でやめてしまい、これも自分の体質のせいだろうと考えていたのです。

十六歳のとき、肋膜を患ったことは前に述べましたが、一年間療養生活をしているうちに、この病はますますひどくなりました。今にして思えば、病氣に負けてすっかりマイナスの氣になってしまい、自分から病氣を引き留めていたのです。病氣が治っても、常に再発しはしないかと身体の心配ばかりして、運動もできず少しも丈夫になりませんでした。

しかし、一年間の療養中に自分自身で反省する機会を与えられ、何かしら、このままではいけないと氣づき、いろいろな修養の本を手あたり次第に読みました。そして自分自身を鍛錬せねばならぬと氣づいたことは、大きな収穫でした。

あるとき、一冊の本を読んでいるうちに、まず自分の意志を鍛えねばならないということがわかりました。私は自分で、自分の意志の弱いことを知っていたので、「よし、一つ意志を鍛えてやろう」と決心したのです。

それには、どんな小さなことでも、一つのことをやり遂げることです。私は、運動をしてはいけないと医者から言われていました。そこで、いろいろ考えた末、毎日冷水浴をすることに心を決めました。

ちょうど夏であったから、水をかぶるのは楽です。毎朝起きるとすぐパンツ一つになって、風呂場に飛び込んで、手桶で二、三十杯頭から水をかぶり、そのあと身体をふいて乾布摩擦をします。しばらく続けているうちに、朝、目が覚めるとすぐ水をかぶることが頭に浮かびます。とたんに意識がはっきりしました。

「これから水をかぶるんだ。暖かい寝床の中などで、ぐずぐずしてはいられない」とパッと飛び起きたのです。こうしていつのまにか、寝起きの悪い癖はすっかり治ってしまいました。それと同時に、夜はぐっすり眠れるようになったのです。

そのうちに秋になり、外氣は寒く、水も冷たくなってきましたが、毎日の習慣ですからやめようとは思いません。一冬中続けて、少しも苦しいともいやだとも感じなくなっていると同時に、身体もすっかり丈夫になり、何をしても耐えられるようになっていました。

そのうちに禅、みそぎの呼吸法、滝の修行など、人から苦しい修行と聞けば自分から飛び込み、自分が納得するまで続けました。

毎朝飛び起きて、冷水浴を始めたことが機縁で、プラスの氣になり、プラスがプ

ラスを呼んで、良き師縁にも恵まれ、今日、世の人にプラスの氣を説いて歩くに至ったのです。

特にこれから伸びんとする若い方は、朝、目が覚めたら、いさぎよく飛び起き、「今日もしっかりやるぞ」とプラスの氣を起こして、一日の仕事に当たってください。出発のときの一歩の差は、やがては千里の差となります。

今からこの一事を早速実行していただきたいと思います。

睡眠で充分に氣を補給する

「睡眠」は氣を補給するうえで、とても大切なことです。

人間は目覚めているときは、絶えず氣を消耗しています。誰しも目で見て、耳で聞き、鼻でかぎ、口で味わい、手で物をさわるというふうに、常に五感を使って生活しています。

これらの行為はすべて氣の作用です。そこで、消耗した氣の補給をしなければなりません。睡眠は、呼吸法とともに消耗した氣をより効率よく補給する最適な方法です。睡眠は、天地自然の氣を補給する作用なのです。

熟睡しているときは、心の波が静止状態になっています。このとき天地の氣が五体に補給されるのです。熟睡して目覚めたときは、あがってしまったバッテリーに充分に充電が行われたときと同じように、身体中に氣がみなぎって元氣を回復して

爽快な氣分になります。

ところが、悩み事などを抱えて、うつらうつらした状態で眠っているときは、大脳小脳の波が静止していない状態なので、この波が氣の補給をさまたげてしまうのです。そのために、十時間寝ても寝覚めは悪く、翌日はボーッとして、氣力、体力とも回復できないということになります。

睡眠薬は脳を麻痺（まひ）状態にして眠らせるものです。脳を静止状態にして熟睡するからこそ、天地の氣を補給できるのであって、死んだような状態で寝てしまえば、氣を十分に補給することなどできる訳がありません。

眠れることに安心して睡眠薬などを常用していると、やがて氣の欠乏症を起こし、身体がだるく、何事にもやる氣が失せてしまいます。ひいては氣力、体力が衰えて、いろいろな病・故障を引き起こすことになってしまいます。

氣を出すから、新しい氣が入ってくるのです。

世の中には、この天地自然の氣を補給する大事な睡眠時間を軽視している人が非

常に多いのです。目前のすべき事だけに心を奪われ睡眠時間を削ってしまっています。氣の不足を来して病氣になり、また、氣の交流を悪くして睡眠薬を使わねば眠れない人もたくさんいます。いたずらに自分の命を縮めていると言えます。

正しく氣を学んでいれば、臍下の一点を保持することで心の波を静めているわけですから、夜寝るとき、枕に頭をつけたら、三十秒か、一分ぐらいのうちに熟睡に入ることができます。また日中でも、十分でも十五分でも暇があり、寝ようと思ったらいつでも熟睡できるようになります。

たらいに水を入れた瞬間、水面は波立っています。

その波を手で抑えて静かにさせようと努力すればするほど、波立ってしまいます。何もしないでじっと放っておけば、ひとりでに静かになります。

人間の脳も同じことです。考えているうちは心の波が動いています。これを抑えて、静かにしようとしても無理です。眠れない人に限って、「眠ろう、眠ろう」と考えるのも「考え」のうちです。心を波立たせるのです。

心を波立たせながら眠ろうというのですから難しいはずです。「早く眠らないと、明日の仕事に差し支える」とか、そのうち「あいつ、今日あんな悪口を言った」などと余計なことまで思い出して、ますます眠れなくなってしまいます。心が波立っていても、静かにじっとしていると波は自然におさまり、おさまりきったときが眠るときなのです。

昔の人は、眠れない人に「一から十までを一ずつゆっくり数え、眠れるまで、何度もくり返していると自然に眠れる」と教えたものです。

一から十まで数えるのは、あまり考えずに、なかば習慣で数えられます。このように単純なことをくり返しているうちに心が静まるというのです。これももちろん理にかなっており、いくらか効果はあるでしょう。

しかし世の中には、これくらいのことでは眠れない人がたくさんいます。

少し神経質な人は、一から十までさえ単純には数えられません。たとえば、「こんなことをしても、本当に眠れるだろうか」とか、「これで何回数えたが、まだ眠

れない」とか、余計なことを考えてしまいます。
また、それを教えてくれた人の顔が浮かんできたり、次から次へと連想したりして眠れず、焦りが生じます。焦ってしまっては、もう眠れません。

そもそも眠れなければ、起きていればよいのだと氣を楽にしていればよいのです。人間は、眠らないでは絶対に生きていられません。いつかは必ず眠るのです眠くなったときは起きていられるものではありません。眠るために苦労することなど、ばかげたことです。起きているときにしっかり身体を使えば、夜は眠くなるものです。眠れないときは、眠る必要がないのだと思っていればよいのです。

眠れないときは、概して頭が熱く足先が冷たくなっているものです。すなわち、血液が頭の方へかたよっているわけです。昔から、頭寒足熱といって、頭が涼しく足が温かいのが健康良好状態と言われています。眠る場合もしかり、この状態のときに熟睡できるのです。

こういうときには、「観念の移行法」を行ったらよいでしょう。

観念の移行法によって、いかなるときにもすぐに眠れて、十分に氣を補給する寝方ができるようになります。

まず仰向けに寝て、両手、両足をのびのびと伸ばし、血液がどんどん足のつま先へ向かって流れていくとイメージしましょう。「心が身体を動かす」のですから、そう考えると、実際に血液が足先に向かって流れ出します。血液がどんどん流れ出すと、血液の循環が良くなって、やがて足先までポカポカ温かくなってきます。

足先まで温かくなってきたな、と感じたときには、ほとんど眠っている状態です。そうなっていることすら感じないままに熟睡してしまうこともあります。

足の温度が上がるのは、自律神経の一種である交感神経が抑制されて、もう一つの自律神経である副交感神経が優位に立った状態です。これは身体が休息する状態、つまり、睡眠状態になっている証拠です。

なかなか寝つけないという人にかぎって、手足を縮めて身体を緊張させて寝ていることが多いようです。これでは血流がさまたげられてしまいます。自分でわざわ

ざ不自然な姿勢を作り、頭の方へ血を上げて、眠れない、眠れないと言っているわけです。

また、寝る直前に食事をしたりお酒を飲んだりする人がいますが、睡眠は心も身体も充分に休めることが目的です。胃の中に物が残っていると、消化をすることに氣を消耗してしまい、氣の補給が充分にできません。

睡眠の質は、いかに天地自然の氣と交流するかで決まるのです。心身統一した状態で眠ることが重要です。

一日は寝る前から始まっている

観念の移行法を行っても、大事件の起きたときや心配事のあったときは、なかなか眠れないものです。しかし、こういうときほど少しの時間でも見つけて眠っておかないと、身体が続かなくなります。誰しも、そう思って横にはなるが、眠れないのです。

こういうときには、お休みになる前に三十分でも一時間でも、氣の呼吸法をしっかり行ってください。時間的に難しいときは横になった状態で呼吸法をしてもかまいません。

就寝前に行うと、潜在意識をプラスにして寝ることになりますから、運も良い方向に変わっていきます。寝ているうちに潜在意識が変わってくるからです。

起きて活動しているときは、主として顕在意識が働いています。眠るとそれが逆

になって主として潜在意識が働いています。ゆえに、眠っているときに心の深い部分から変わってくるのです。

夜寝る前に、身体の表面をきれいにして寝るのであれば、身体の中の汚れもきれいにして寝たいものです。身体の中、つまり、五臓六腑をきれいにして寝るということです。その五臓六腑をきれいにするのが、氣の呼吸法です。氣の呼吸法によって、身体の中の汚れがきれいになれば、今日一日の心の汚れもきれいになります。

氣の呼吸法をして寝れば、寝ているうちに完全に栄養物が消化でき、天地の氣との交流も活発に行われ、翌日も元氣いっぱいに目が覚めます。目覚めが悪いというのは、この浄化が不十分な証拠です。

さらに、寝る前に氣の呼吸法をおすすめしているのは、一日は、朝、目が覚めたときに始まるのではなく、夜、寝る前から始まっているからです。寝る前の氣の呼吸法は、一日の始まりのための準備というわけです。

このように毎晩、氣の呼吸法を行うと、自分が寝ようと思ったときにいつでも眠れるようになります。疲れた頭で考えるよりも五分でも十分でも一眠りして、さえ

た頭で考えた方が良い考えが浮かぶものです。

「ちょっと十分間失礼します」などと言って簡単に眠ってしまう人を見たら、不眠症の人は、さぞうらやましく感じることでしょう。

いつでも眠れるということも、一つの特技であり健康法なのです。

天地自然に感謝して食事する

食事も健康を保つうえで欠かせません。睡眠と同様に、現代人は食事についても軽んじる傾向があります。

食材の安全性や栄養のバランス、料理の仕方などはどれも食において重要な要素です。さらに重要なことは、天地自然の命を体内に取り込むことで、氣をいただいていることを認識することです。

動物だけではなく、一木一草にも命があります。その命をいただくことで私たちの生命は保つことができます。それがわかっていれば、自ずと天地自然に感謝して食べ物をいただく氣持ちになります。しかしながら、多くの人はその事実を忘れ去り、自分が食べている意識しか持っていません。ビュッフェスタイルのレストランで、お皿に食べきれないほどの料理を取って無駄にしている人がいます。お金を払

えば食材を無駄にしてもよいという考えは、天地自然を無視していると言っても過言ではないでしょう。

食事をする際に最も大切なことは、まず食事をすることに氣を向けることです。氣を向けさえすれば、天地自然への感謝はもちろん、料理を作ってくれた人への感謝も生まれます。心が身体を動かしているので、心をはっきり用いて食事をすることで消化も良くなります。楽しい食事は料理も一段とおいしく感じるものです。それは氣が出ている状態で料理を味わっているためです。

新聞や雑誌を読みながら食事を摂る人をよく見かけますが、心が新聞や雑誌に向いているため、食事をすることに氣が入っていません。そうすると、味もよくわからず、食べたか食べないかわからないような状態になっています。そんな状態では天地自然への感謝はおろか、作ってくれた人への感謝も生まれません。氣の交流の断絶です。天地自然との氣の交流が妨げられるので、自分の心と身体に不調を来すのです。

世の中はサプリメントであふれています。その功罪は別にして、サプリメントに

依存してしまう原因の一つは、食事に対する信頼の喪失と私は考えています。これは食材の安全性ばかりではなく、食事に対する自分の取り組み方に自信がないことから生じています。

健康な心と身体を保持するためには食事は不可欠です。天地自然に感謝していただくことで、いつも五体に天地自然の氣を取り入れることができるのです。

争わざるの理

健全な人間関係を保つことも、心身の健康を保つうえでとても重要なことです。天地自然は一つであり、絶対的天地に争いがあるはずもありません。相対的世界にのみ、争いは生じます。

私たちは相対的世界にのみに目を奪われて、争うことが当然であるという考えに陥り、天地自然の本質を忘れようとしています。

しかし現代に生活する人々にそのようなことを言っても、なかなか納得しません。世の中の多くの人は、争わなければ生きられないと思っています。他をおさえつけても優位に立とうとし、勝つためには手段を選ばない人も多くいます。

こういう人々が集まって、社会との調和を説き、世界の平和を論ずるのですから難しいわけです。

真に世界の平和を願うのであるならば、一人ひとりが天地自然の根本精神に立ち返って「争わざるの理」を理解しなくてはならないのです。

一般の人は、「争わざるの理」と言えば、相手の言うことを何でも、「ご無理、ごもっとも」と従うことや、なぐられても抵抗しない弱々しいことのように考えています。

しかし、真の「争わざるの理」は、そんな弱々しいものではありません。一番強い心を必要とするのです。

心身にプラスの氣を充満させ、相手のマイナスな氣を一切受けつけないことです。ちょうど、池の底より清水が湧出しているように、清水が湧出している間は、池の泥水は一滴も中に入れません。

自分の心身にプラスの氣が充満して、氣を発しているときは、周囲のマイナスの氣は自分の身体には入ってこられないのです。清水がいったん湧出を止めると、途端に泥水が入り込むように、自分の氣をちょっとでも引っ込めると、まわりの氣が一斉に襲いかかります。

ゆえに、争わざるの理というのは、常に天地自然の氣を充満し、また天地自然に向かって発している状態、すなわち天地自然の氣と完全に交流している状態のときに初めてできることであり、一番強い心なのです。

どんな逆境にあっても、心を痛めずしてこれを乗り切り、どんな悪口を言われても心に受けつけず、どんな相手が襲ってきてもその力を受けず、笑ってこれを導くのが争わざるの理なのです。

人の言うことを、「ご無理、ごもっとも」と聞いて泣き寝入りして、人に悪口を言われて口答えしなかったから「私は争わなかった」と言う人がいますが、それは争わざるの理ではありません。

相手の言動に心を動かされてしまうのは争わざるの理ではなく、我慢しているということです。おそらく、自分の心の中に、これに反発するものを生じているに違いありません。口で言わないだけに余計、腹の中は煮えくりかえっているかも知れません。心の中の葛藤や矛盾、これらも争いの一つです。

万流を流れ込むに任せている大海のごとき度量で、相手のマイナスを全く心に留

めないでいられて初めて、争わざるの理と言えます。

ある会社に勤めている人が、心身統一を学び始めました。

ある日、彼は私に質問しました。

「私はよく上司と意見が衝突し、しまいには口げんかになる。上司も頑固なら、私も短氣で、けんかはよくないと思いながら止められない。上司に悪口を言われると、つい腹が立ってしまう。どうしたらよいでしょう」

「あなたは心身統一を習って、争わざるの理をよく納得しましたか」

「ハイ、よく納得しました」

「では簡単なことです。相手があなたに悪口を言ったとき、臍下の一点を保持し、強い氣を発してその悪口をあなたの心に受けつけないことです。そうすると、相手の悪口は、皆相手に返ることになる。たとえば、『お前は、ばかだ』と言ったりする。あなたがこれを受けつけないでいれば、そっくり相手に返るから、『私はばかだ』と言っていることになる。相手が『私はばかだ、ばかだ』と言っていると思えば、あなたは、喜んで『ハイ、ハイ』と言えるでしょう。そう思って相手の顔を見てい

てご覧なさい。一人で力んで怒っている顔が、間がぬけて、面白く見えるでしょう」

彼は早速実行したようです。相手がいくら怒っても、彼はニコニコして、「ハイ、ハイ」と言っていたら、相手は、「お前と話していると、余計腹が立ってくる」と言って、向こうへ行ってしまったそうです。

一人で腹を立てて相手に嬉しそうな顔をされるときほど、ばかげた、張り合いのないことはない。相手が受けつけていないと、皆自分に返ってきます。

人を脅すことも同じです。相手が脅してきても、自分が臍下の一点に心を静め平静を保っていたら、怖くなるのは相手の方です。

その上司は、二、三日後、彼にこう聞いたそうです。

「どうも様子がおかしい。最近、お前は何か変わったことでも習っているのではないか」

そこで彼が一部始終を話したら、「ばかばかしいから、もうお前とけんかするのは止めた」と言っていたそうです。

よく友人どうしでけんかしたあとで、「あいつが悪いのだから、あいつが先にあやまったら、仲直りしてやろう。私からは、絶対に頭を下げない」などと、お互いに意地を張っていることがあります。

泥棒にも三分の理があると言いますが、けんかした以上、どちらにも理があれば、非もあるのです。両方正しいのではけんかになるわけがありません。

第一、氣の修行をした人は、常に臍下の一点を保持しているのですから、腹を立てないはずです。理由の如何を問わず、腹を立ててけんかしたこと自体を恥ずかしいと思わねばなりません。

しかし、いったんけんかしてしまったら仕方がないから、すぐまた、臍下の一点を保持したらよいのです。そうすれば、氣も静まって度量も広くなり、自分の悪い点にも氣づきます。

大体人の足下はよく見えますが、自分の足下は見えにくいものです。特に頭に血がのぼっているときは、なおさらでしょう。自分の悪いところなど、氣づきもしません。

そしてお互いに、「お前の足は汚れている」、「いや、お前こそ足が汚れている」という調子でけんかになるのです。両方が「ああ、そうか」と、自分を振りかえって足下を見るようならけんかにはなりません。

ゆえにけんかしたら、相手より一足先に臍下の一点を保持し、自分の非に氣づき、相手より先に、「いや、あの点は、私が悪かった」とあやまってしまえばよいのです。少なくとも、より早く、相手を許す寛容の氣持ちになれるのですから、相手より一段高く出たことになります。同じ高さにいるからけんかになるのです。

母親と赤ん坊ではけんかになりません。いつでも母親の方があやまってくれます。自分が一段高く出れば、争いはないのです。相手を腹の中に入れて許してやり、そして先にあやまってやるのです。

そうすると、相手もあわてます。「いや、私の方こそ悪かった」ということになります。

この次、けんかをする場合、けんかする以上、先にあやまらなければいけないことがわかったら、「あやまるためにけんかする」ようなもので、こんなばかばかし

いことはありません。

はじめからしない方がよいでしょう。けんかになる前に相手を包容してしまう方が近道です。

向こうも、相手のないけんかはできないから結局、けんかの必要がないということなのです。

古の兵法に、勝利に三通りある、と述べています。

一、争って勝つは、勝の下なり、

二、勝って争うは、勝の中なり、

三、争わずして勝つは、勝の上なり、と。

「争って勝つ」は、世間一般の勝ち方で、これは、一番下の勝です。

「勝って争う」というのは、争う前に完全に勝つ条件を完備してから争うので、この方が安全な勝ですから、勝の中です。

最上の勝は、「争わずして勝つ」のですから、争わないのです。負けることはあ

りません。一番安全な、絶対の勝です。

争わずして相手を心服させ、自分の思いどおりに導くことです。勝つとすれば、最上の勝でなければいけません。何も好んで最低の勝を求める必要はありません。

ある若い夫婦が、いつもけんかばかりしていて、夫婦別れの危機にまでなっていました。

夫の方は氣の修行をしている人なので、友人たちが心配して、何とか夫妻に話をしてくれと、私の所へ頼みにきました。

両方の話を聞くと、それぞれの理由、言い分があります。ただし、両者とも自分の悪いことは、一言も言いません。相手のことだけを言い合っています。

妻の方も負けてはいません。夫がひとこと言ううちに三言ぐらい言い返します。夫婦げんかの仲裁くらい面倒で難しいものはありません。片方立てれば、片方立たず、両方立てれば、どちらも納得しません。

そしてうかつなことを言うと、夫婦の仲が直ったとき悪口は皆こちらに返ってき

ます。

しかし、そんなことも言っていられないから、私は裁断を下しました。夫の方を指して、「あなたが悪い」と。妻は得意氣であるが、夫は不服です。もっともなことです。

「あなたの奥さんは、氣の修行をしていないから、臍下の一点を知らないゆえ、腹を立てるのも仕方がないが、あなたはそれを習っています。どうして実行しないのですか。あなたが実行しないから、あなたが悪いと言ったのです。どんなことがあろうと、どんなことを奥さんに言われようと、ここが臍下の一点の稽古のしどころ、と考えれば、腹も立たないばかりか、あなた自身、非常な進境を示すこともできるのです。道場で臍下の一点を稽古してきても、家に帰ってから抜いてしまっては何にもならない。けんかの理由はどうでもよろしい。今日から一つ、その氣持ちでやってくれますか」と言うと、彼もいさぎよく納得して、「今日からやってみます」ということになりました。

次に私は、奥さんに向かっていろいろ説明したり実験させたりして、臍下の一点

を納得させてから、「あなたも、ご主人にいろいろ不満もあるでしょうが、今お聞きのように、ご主人自身、直そうと思って努力中なのです。まだ修行が浅いから、すぐ忘れてしまうのです。あなたも一緒にご主人の癖を直すように協力してくれませんか」と言うと、妻君も納得しました。それから一ヶ月もたたないうちに、仲の良い円満な夫婦関係に戻ったのです。

もともと好きで一緒になった夫婦であるから、仲良くやればよさそうなものですが、一つの不満が生じると、また不満を呼び、マイナスな氣がマイナスな氣を呼ぶ理屈で、夫婦間に不満が積もり、お互いにどうすることもできない溝を作ってしまうのです。

それから、夫は仕事が済んで家へ帰るとき、家の戸口に立って、一度自分の臍下の一点を確かめて、それから元氣を出して、「ただいま」と声をかけて入っていきます。

今までは、「ああ、今日もまた、家へ帰って文句を言われるのか」などと、マイナスの氣で帰っていたようです。

妻は「ここが協力のしどころ」と思って急いで出迎え、「お帰りなさい」と努めてニコニコします。ついでにお茶でも入れてあげます。

言いたいことも、ここが協力のしどころと思って我慢します。どうしても言わねばならないことでも、自ずと口のきき方がやさしくなります。

夫たる者、氣持ちの悪いはずがありません。つい自分の言葉もやさしくなり、妻の仕事も手伝ってやりたくなります。お互いに愛情も湧いてきます。

このように、お互いにプラスの氣に変えた途端、プラスが加速して、またたく間に新婚当時の親密さに戻ってしまったのです。

その後、妻も氣の修行を始め、夫婦仲良く稽古に通っています。

夫婦の間に勝ち負けは不必要です。お互いに理解し合い、助け合って、仲良くやったらよいのです。

以上、争わざるの理について、日常の例を引いて述べましたが、どんな場合でも、必ず争わずして行う道があることを忘れてはいけません。

この世は、争いの世ではなく、必ず共存共栄の道があるはずです。心に争いがあると、味方をも敵にしてしまいます。

心に争いがなければ、眼中、敵もなく味方もありません。

すべて天地自然の氣より生じた同胞なのです。

第6章
氣圧法で自然治癒力を高める

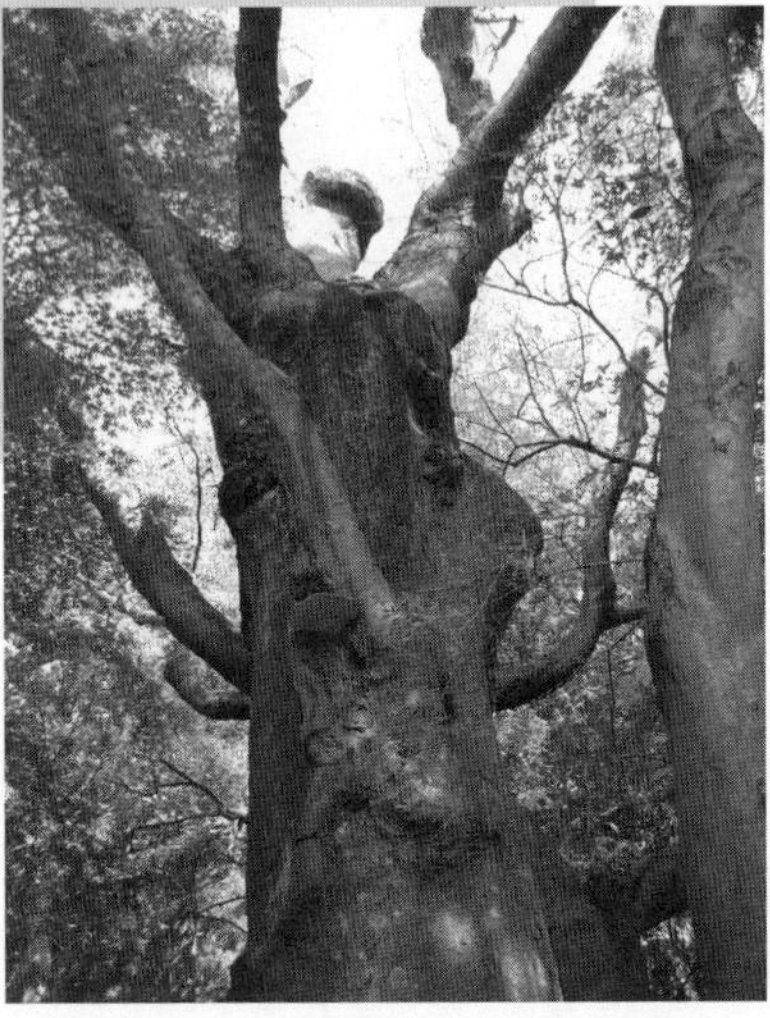

自己氣圧法

この章では、私が指導する「氣圧法」について紹介しましょう。

氣圧法というのは氣の呼吸法と同様に、外部から氣を補給して、生命力を活性化するものです。外部から氣を補給してあげれば、自然治癒力が高まって、故障や病氣から回復するようになります。

以下で紹介するすべての自己氣圧（自分で行う氣圧法）は、心身統一した状態、つまり自然体で行うことが大切です。「何とか良くしよう」と力んでしまうと、身体に余分な力が入り氣は出なくなります。自己氣圧は**正しくリラックスした状態で指先を軽く置く**だけで、誰でも簡単に行うことができます。

昔から「手当て」という言葉がありますが、具合が悪くなると私たちは自然に具合の悪い場所に手を当てます。このとき、具合の悪い場所を決して無理な力で押し

込みません。ただ、**具合の悪い場所に心（氣）を向ける**だけです。簡単に言えば、これが氣圧法です。

人間の身体は調子が悪くなると、必ず硬くなるか痛くなります。硬くなった場所、痛みが生じている場所に、氣が出ている指先を置くことで、次第に柔らかくなり痛みもなくなってきます。

自己氣圧を行うと、最初は患部が温かくなってくるのを感じます。これは**送り込まれた氣の力によって、滞っていた患部の氣が活性化し、血液が流れ始めた**という証拠です。

自己氣圧をするうえで重要なポイントがいくつかあります。

・**心身統一した状態で行う**（安定した姿勢・自然な姿勢で行う）
・**無理な力で押し込まない**（氣の出た指先を痛い部分・固い部分におく）
・**揉まない**（触れた指先は動かさず、曲げ伸ばしなど身体を動かすのはかまいません）
・**点ではなく流れを考える**（悪い部分だけではなく全体の流れを考える）

自分自身で心と身体の健康を保つ自己氣圧を、まずは目から説明してまいりまし

ょう。ここでご紹介する自己氣圧はごく一部ですが、その効果を実感していただきたいと思います。

眼の氣圧法（眼精疲労を解消、視力回復、魅力ある目に変わる）

近年パソコンや携帯電話が普及したためか、目の疲労を訴える人が増えています。特にパソコンを使う人に眼精疲労・かすみ目・眼痛といった症状が見受けられます。目の周辺を指先で触れるので、まず手を洗い清潔な手で行いましょう。

軽く目を閉じた状態で、眼球と眼球上部の骨の間に親指の指先で軽く触れます。骨に向かって上方に氣圧をします（写真①）。

このとき絶対に眼球に向かって力を加えてはいけません。目がしらから目じりにかけて五つに分け、目がしらから順に、一ヶ所二十秒から三十秒ほど氣圧をします。

今度は、人差し指・中指・薬指の三指の先端を軽く揃えて、眼球と眼球上部の骨の間を三十秒から四十秒ほど氣圧します（写真②）。

①

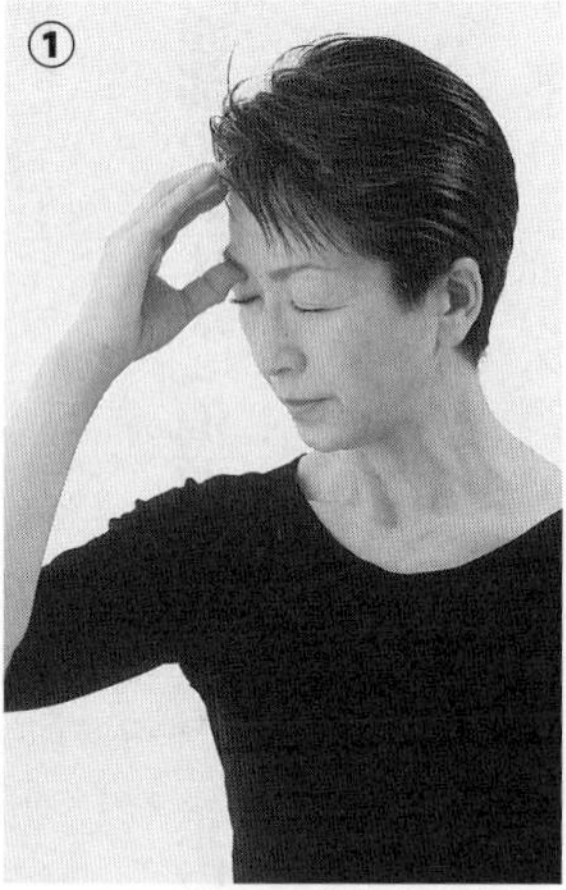

軽く目を閉じた状態で、眼球と眼球上部の骨の間に親指の指先で軽く触れます。骨に向かって上方に氣圧をします。左右同時に行ってもかまいません。このとき、絶対に眼球に向かって力を加えてはいけません。目がしらから目じりにかけて五つに分け、目がしらから順に、一ヶ所二十秒から三十秒ほど氣圧をします。

②

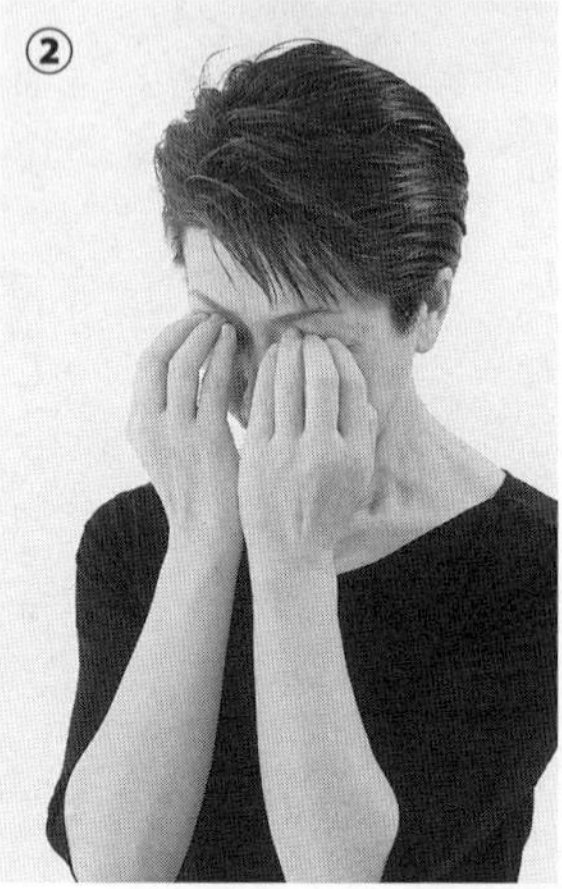

人差し指・中指・薬指の三指の先端を軽く揃えて、眼球と眼球上部の骨の間を三十秒から四十秒ほど氣圧します。

以上の氣圧すべてを行っても約五分間で終わります。氣圧する前と比べると、目がすっきりする実感が得られるでしょう。

私は毎日、眼の氣圧をしています。おかげでこの歳になってもよく見えています。目がもともと良い方ではなく、眼科検診で軽い白内障と診断されたこともありましたが、毎日氣圧をして、三ヶ月で完治しました。

読者の皆さんも今から毎日続ければ、一生涯健康な目が保てます。また氣圧は目の健康だけでなく、あなたの表情を明るく、魅力ある目にしてくれます。

頭部の氣圧法（偏頭痛を解消、集中力も高まる）

普段から、頭が重い・頭がはっきりしない・偏頭痛がひどい、など頭部の不調に悩まされている方が多くいらっしゃると思います。

また、頭部の不調は、脳血管障害などの深刻な病氣につながることもあります。頭部の不調は健康に大きな影響を与えます。それだけに、日頃から十二分に氣をつ

けたいものです。

頭部の不調は、後頭部の下側、頸椎(けいつい)のつけ根のあたりにしこりとしてあらわれます。このしこりが頸椎の中の血管を圧迫し、脳への血液供給を阻害することから、思考力の低下や頭痛、不快感などの原因となるのです。

頭部の不調は頭だけの問題ではなく、全身、つまり姿勢が重要です。姿勢の悪い人や、特に習慣的に顔が前に出ている人は、血管が常に圧迫されています。氣圧によってしこりは解消しますが、姿勢が不自然だと再発します。

頭部への氣圧は、右耳の後ろから左耳の後ろまで、後頭部の骨の縁に沿って下側から氣圧をします（写真③）。

右側は右手親指、左側は左手親指を使い、上方に向けて氣を送り込みます。細かく氣圧するときは、右側から右後頭部まで五ヶ所、左後頭部から左側まで五ヶ所ほど、一ヶ所につき十五秒から二十秒行います。

コリがひどいときは、これを二、三度くり返します。氣圧し終えたあとは、頭が軽くなり、爽快感が得られるはずです。

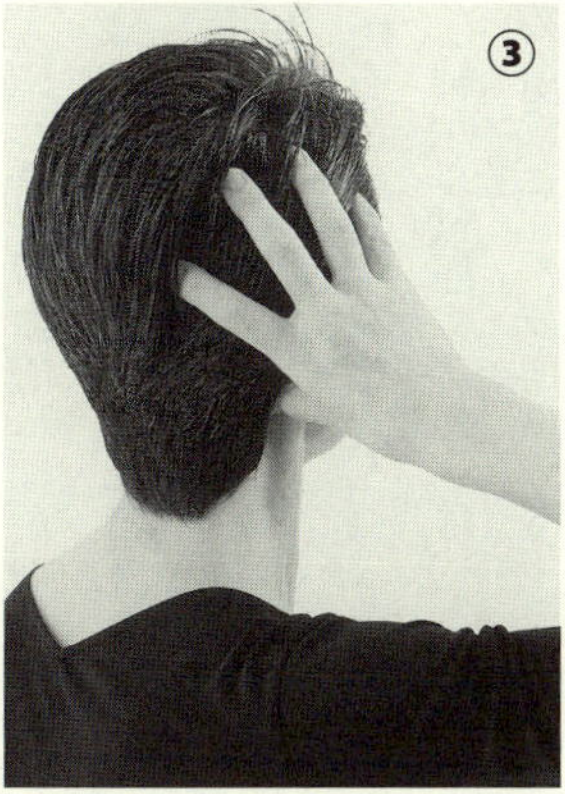

右耳の後ろから左耳の後ろまで、後頭部の骨の縁に沿って下側から氣圧します。右側半分は右手で、左側半分は左手で行います。

また、更年期障害でお困りの女性には、頸椎の七番目のあたりに大きなしこりができることがあります。これは更年期障害の特徴の一つですが、見た目にも首のふくらみがわかる人もいます。この場合の氣圧は三指を使い、右手は首の右側、左手は首の左側を同時に氣圧します。このとき、首を前後左右にゆっくり動かしながら氣を送ります。

首の血行が良くなって、しこりが徐々に柔らかくなるにつけ、更年期障害のさまざまな症状が軽減されます。

肩の氣圧法（肩こりを解消、いきいきとした表情に変わる）

昔は四十肩・五十肩と言いましたが、今は年齢に関係なく肩こりに悩む人が増えました。正しい姿勢でいればコリや痛みとは無縁なのですが、多くの場合、不自然な姿勢が原因で肩こりが生じます。肩がこることで血行が悪くなり、頭や目にもすぐ悪影響があらわれます。

仕事中や作業中に「ちょっとこってきたな」と感じたら、氣分転換も兼ねて自己氣圧を心がけましょう。

肩への氣圧は、鎖骨と肩胛骨(けんこうこつ)のつけ根の間から、首すじにかけて行います。右肩は少し首を左に傾けながら、左手の三指を揃えて氣を送り込みます。一ヶ所につき十五秒から二十秒間を目安にして、場所を変えながら氣圧してください（写真④）。

右肩が終わったら、次は左肩を右手で同じように氣圧します。

コリがひどいときは肩の氣圧を二、三回くり返すと、見違えるように楽になって

きます。また、曲がりにくかった首も次第によく曲がるようになってきます。さらに、血行が良くなることで顔色が良くなり表情がいきいきとしてきます。

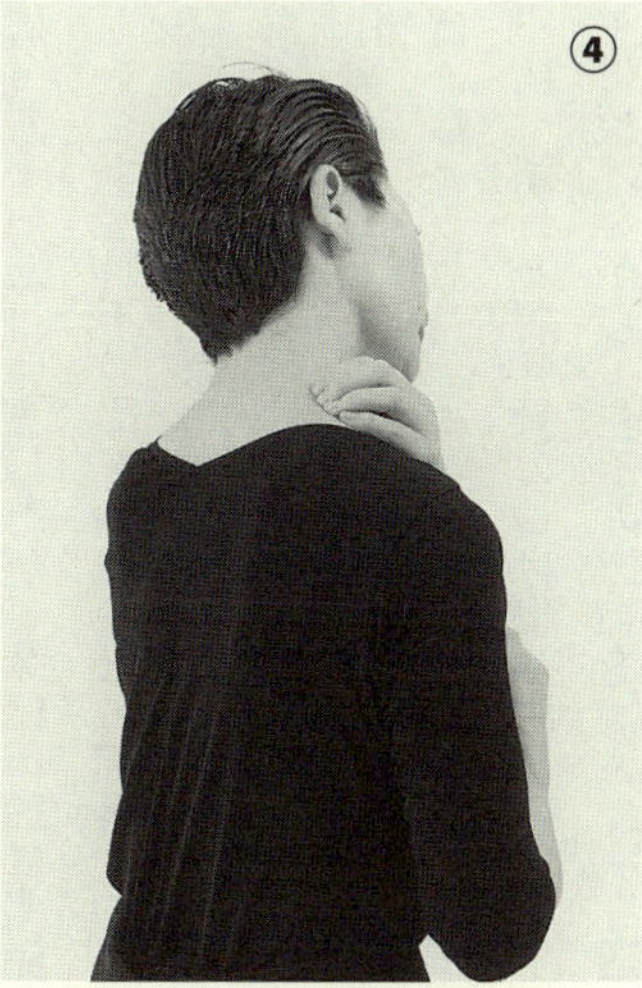

鎖骨と肩胛骨のつけ根の間から、首すじにかけて行います。右肩は少し首を左に傾けながら、左手の三指を揃えて氣を送ります。一ヶ所につき十五秒から二十秒間を目安にし、場所を変えながら氣圧します。

腹部の氣圧法（便秘や消化不良を解消、生理痛を緩和、下腹部のたるみにも効果あり）

腹部への氣圧は、お腹の上に「の」の字を書くようにします。これは胃から腸にかけて、つまり食物が体内を通る道筋に氣を送るためです。

消化器の不調を抱えている方、下腹部のたるみが氣になる方は、腹部への氣圧を習慣づけた方がいいでしょう。特に女性は、便秘症の改善や、婦人特有の病氣、子宮筋腫や子宮内膜症の予防にも効果的です。

お腹のスムーズな動きは、健康だけでなく美容の基本でもあります。毎日のお通じがないという方は、腹部の氣圧をして心身のリズムを取り戻しましょう。

腹部に氣圧をするには、まず仰向けになります。両手の三指を揃えて、みぞおちからおへその上部のあたりに軽く指先を当てます。

内臓はとてもデリケートな臓器ですので、絶対に無理な力で押し込んではいけません。また、おへその上は触れてはいけません。

呼吸によってみぞおちが上下に動きますが、その動きに合わせ、徐々に深部まで氣を送ります。

一ヶ所につき約一分間、おへその下部から下腹部→自分から見て右側（盲腸のあたりとその上部）→上腹部（肝臓のあたり）→自分から見て左側（胃の上部）→左下腹部と、呼吸に合わせて腹部の動きを指先で感じ取るように静かに氣圧します。

便秘がひどい方は、毎日就寝前や起床後に二、三回、この氣圧をするとよいでしょう。便秘は解消され、毎日のお通じとともに、爽やかな一日の始まりを迎えることができます。

脚の氣圧法（冷え性や不眠症、血行不良を改善する）

頭寒足熱が健康の基本、とよく言われます。足先が冷えると健康に良くないことばかりです。日頃から十分注意したいものです。

冷え性による、足先、足腰の冷えにお悩みの方は、ぜひこの氣圧を試してみてく

ださい。

まず、仰向けになり、両手の三指を揃えて太ももののつけ根に軽く触れます。脈の動きを感じるところを探してそこに氣を送ります。

軽く指先を当てて、脈を百回数えてください。一度指を離して指を休め、もう一回百数えます。さらにもう一回くり返します。

この間約五分。氣を送り込むほどに足の血行が良くなり、足先がぽかぽかと温まってきます。

不眠症や足がよくむくむ人は、寝る前に氣圧をしておきましょう。腹部の氣圧と併せて行うと効果抜群です。毎日続けると、冷え知らずの身体になります。

腰の氣圧法（腰痛を解消、ヒップアップにもつながる）

いつでも正しい姿勢でいれば、他に大きな病氣がない限り腰痛は起きません。しかし、偏った身体の使い方や不自然な姿勢から、腰に重さ・だるさ・痛みなど、腰

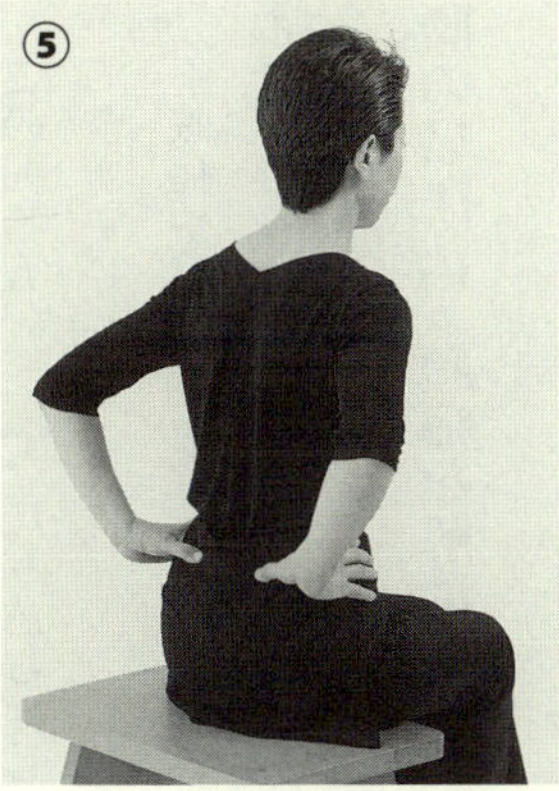

両手の親指を使い、痛みや違和感があるところに、指先を軽く当てます。痛いところとその周辺を氣圧したら、触れている指先を動かすのではなく、同じ場所で上体を前後にゆっくり動かしながら氣圧をします。

の不調が生じます。

腰に不調を感じたら、そこに氣圧をするだけで症状を和らげることができます。腰に違和感をおぼえたら、すぐに自己氣圧をしてみましょう。

腰部への氣圧は、横にならなくても椅子に腰掛けた状態で行うことができます。両手の親指を使い、痛みや違和感があるところに、指先を軽く当てます（写真⑤）。

痛いところとその周辺を氣圧したら、触れている指先を動かすのではなく、同じ場所で上体を前後にゆっくり動かしながら氣圧をします。一ヶ所が終わったら、指を当てる場所を変えて順番に氣圧をしてくださ

い。

腰の氣圧で不調を緩和したら、今度は心身統一の姿勢・自然な姿勢を心がけましょう。いくら不調が緩和されても、不自然な姿勢ではまた同じ不調があらわれるからです。心身統一した姿勢は自然にヒップアップにもつながります。

日常、誰もが氣になる部位の自己氣圧の方法を簡単に述べました。身体が発する声に心を向けて耳を澄ませ、痛みや違和感があれば自己氣圧をしてみましょう。

また、心身統一した姿勢を心がけて、少し「おかしいな」と感じたときにすぐ自己氣圧を行うことによって、大きな病氣を予防することができます。

医者にかかることは決して悪いことではありません。しかし、治療や薬に頼る前に、自分でできることは自分ですることが、自分自身の身体のためにも、増え続ける医療費問題のためにも、これからの時代には不可欠です。

自己氣圧を行っても思うような効果が得られないときは、不自然な姿勢で余分な力が入っているときです。いわゆる「氣が出ていない状態」なのです。

自己氣圧の基本は心身統一ですので、自己氣圧をする前に、自然で安定している

姿勢かどうか必ずチェックするとよいでしょう。

人間には生きようとする力、生命力があります。亡くなった方には薬の効果がないように、薬そのものが病や身体の不調を治すのではなく、生命力が治すことを忘れてはいけません。自己氣圧は、その生命力を高めるのです。

慣れない方が一度に二つのことを行うと散漫になりやすいので、氣の呼吸法を行うときは氣の呼吸法を、氣圧法を行うときは氣圧法を行いましょう。

氣になる場所を自己氣圧し、それから氣の呼吸法を行うことで効果が上がります。

健康であるということ

健康は、自らの生命力が作り出すものです。その生命力は、心身統一の状態になったときに最も強く発揮されます。心身統一とはどのようなことなのか、どうすれば心身統一ができるのか、といったことをこの本で紹介してきました。

そして、心身統一して健康な生活をいとなむためには、氣の呼吸法が大いに効果があることをお話ししてきました。早速、今日から実践してみてください。

そこで、「健康である」ことについて、最後に改めて触れておきましょう。

長い人生にはいろいろなことがあります。若年のころ病弱だった人が、成人して頑強な身体になることもあれば、風邪一つひいたことがない人が中年を過ぎて大病を患うこともあります。

心と身体の健康は、仕事や生活環境の変化からも大きな影響を受けます。心身と

も好調なときもあれば、不調なときもあります。

何よりも現在の年齢まで無事に生きてこられたことは、医学上の判断はともかく皆さんが健康である証にほかなりません。そのことに感謝し、生きることに自信を持ちましょう。

「これが健康である」という計測できる正解などありません。「健康である」ということは、皆さん一人ひとりがそれぞれの生き方において、自分にふさわしい答えを求めるなかに見いだすものです。他人と比較して健康であるかどうか悩む必要もありません。また、医学検診の結果がすべてでもありません。どのように時代が変化しようとも、年齢に応じた生き方を臨機応変にできることが、健康であることにつながっていきます。

これまでの人生で皆さんが変わってきたように、これからも変わっていきます。健康であることも変わっていきます。ただ、そのことに不安を感じるとすれば、どのように変わるか予測できないことでしょう。そのためにこそ、氣の呼吸法があります。

呼吸の深浅が皆さんの変化のありようを映し出してくれます。もし、不調を感じたら、氣の呼吸法、そして自己氣圧をしてください。

天地自然に任せて、心を静めた状態で氣の呼吸法を続ける。それだけで皆さんの生活をプラスの方向に、健康な生活に導いてくれるでしょう。

本書を通して、皆さんが氣を心身の健康に活用されることを心から願っています。

おわりに

こんにちは。私は心身統一合氣道会 会長の藤平信一と申します。

藤平光一先生は私の師であり、また父でもあります。本書の最後に、父が日常生活で氣をどのように活用していたか息子の立場で少しご紹介したいと思います。


私が氣という言葉をはっきり認識したのは、かなり大きくなってからのことです。それまでは、父の教育が氣に基づいたものだという認識はありませんでした。

毎日のように注意されたのが言葉の使い方です。言葉の使い方といっても言葉づかいだけではありません。私が「できない」「嫌いだ」「難しい」という言葉を使うと、その都度「できる」「好きだ」「簡単だ」と言い直させられました。当時は意味を全く理解できませんでしたが、これは潜在意識をプラスにする訓練でした。

その結果どうなったか。何事をするにもプラスに考える習慣がつきました。これ

は私にとって最も重要なことで、別に根拠はないのですが、とにかく「できる」と思えるのです。一つのことを行うにも「できる」と思って行うのと、「できない」と思って行うのでは結果は正反対です。「プラスに考えなさい」とは一度も言われたことはなく、日々の訓練によっていつの間にか習慣づけられていたのです。

父から厳しく叱られることは数多くありましたが、不思議とそれをイヤに思うことはありませんでした。大きくなってから氣づいたことですが、父が叱るときは、私の心の状態がプラスであることを確認してから叱っていました。心の状態がマイナスなときは、いくら叱っても私が受け入れられないためです。常に子どもの心の状態を見るということは、一時の感情で怒っているのではありません。

叱るときに使う言葉も、私の人格を否定する言葉は一度もありませんでした。最後には「お前なら必ずできる」とか「これを守ればお前はいいんだ」など、私の氣が出てくるプラスの言葉で終えていました。マイナスの言葉で終わるのと、プラスの言葉で終わるのでは、その後の成長に決定的な違いが生じます。父は私のことを

叱るときは、まず自分の心が静まっているのを確認してから叱っていたようです。

人を育てるには大きく分けて、「長所を伸ばす」ことと「短所を直す」ことがあります。どちらも必要なことなのですが、父は主として長所を伸ばすことをしていたようです。私は短所だらけの子どもでしたが、それでもまず私の長所を伸ばしてもらいました。長所よりも短所の方が目立つので、多くの方は短所を直すことに主をおかれます。実は、長所を伸ばすことによって短所が補われるのです。

人間が自分の欠点に氣づき直すときは、自分自身で変わる氣持ちがあるときだけです。すなわち、氣が出ているときに成長できます。人に指摘されただけでは直すことはできませんね。まず子どもの長所を認めて育てることによって、子どもは成功体験を持ち、「自分はできるんだ」という自信を持ちます。短所ばかりを先に直そうとすると、子どもは「自分はダメだ」と思って自信をなくしてしまうのです。

以上のような例を挙げますときりがありません。今でこそですが、氣に基づいて考えてみますと、私が父から受けてきた教育はすべてが氣の活用と言えます。

氣は実在します。

プラスの氣はプラスの結果を導きます。

マイナスの氣はマイナスの結果を導きます。

子どもの成長を願うならば、まず親がプラスの人間になって、家庭をプラスの氣で充満させることが大切です。マイナスの氣からプラスの氣は生まれないからです。

自分自身の成長を願うのであれば、自分がプラスの人間になって、周囲をプラスの氣で充満させることが大切です。

経営者が会社の成長を願うのであれば、まず経営者がプラスの人間になって、会社をプラスの氣で充満させることが大切です。

社会全体の成長を願うのであれば、私たち一人ひとりがプラスの氣を発することが不可欠です。氣の呼吸法は、常にプラスの氣を発するための具体的な方法です。

氣の呼吸法は、年齢や男女を問わずどなたにでもできます。何十年も山中にこもってできるのではなく、始めさえすれば今すぐできることなのです。

氣の呼吸法は心身統一合氣道会の各道場・教室で学んでいただくことができます。

詳細については、ホームページ（http://www.ki-society.com）をご覧ください。

一人でも多くの皆さんに氣の呼吸法を実践いただき、社会全体がプラスの氣で充満されることを願っております。

二〇〇八年三月

心身統一合氣道会　会長　藤平信一

解説

廣岡達朗

私は、一九五四年から一九六六年の間、巨人軍に在籍していたのですが、藤平光一氏に初めて出会ったのは、その現役時代でした。

藤平光一氏の指導を受けることを勧めてくれたのは、当時、王貞治の打撃コーチであった荒川博さんです。藤平氏は荒川コーチに依頼され、伸び悩んでいた王に氣の活用法を指導し、片足を上げてもぐらつかない「一本足打法」を完成させることに尽力していました。

もともと私は、現役時代から、藤平光一氏の師である中村天風の教えに傾倒していました。プロ野球界に入ったのはいいけれど、そこは怒声の飛び交う厳しい世界。未熟だった私は、これから十年以上やっていけるかどうか、不安に思ったものです。

そんな折に巡り合ったのが、天風哲学でした。藤平氏は、その中村天風に師事し、合氣道の開祖・植芝盛平のもとで合氣道を学んだ方です。そのような背景もあり、また、荒川コーチが「藤平先生の指導は図抜けている」と評していたので、ぜひとも指導を受けてみたいと考えました。そこで、シーズンオフに、有志とともに道場に集まり、稽古に参加したのです。

合氣道には、いろいろな技がありますが、そのときに私たちが主に習ったのは、「氣の呼吸法」でした。なぜなら、呼吸法ができていると、技というのは、それほど教わらなくても通用するからです。人間の体というのは、重みを下においておけば、肩から力が抜けて、リラックスできる。そして、本当の力を出せるようになっているということを、あらゆる技について藤平氏は実演してくれました。その指導内容には毎回非常に興味をそそられたものです。

私は、一九六六年に巨人を現役引退した後、翌六七年にメジャーリーグのキャンプ視察のため渡米したのですが、なんとそこで再び、藤平氏に巡り合いました。藤平氏は、アメリカ、ヨーロッパと世界を股にかけて、合氣道の普及活動を行い、弟子たちを立派に育てていました。ちょうど藤平氏がニューヨークの道場に顔を出されるということで、私もご一緒しました。藤平氏が「臍下の一点をこうやって、力を抜いて……」と説明しながら、がっしりとしたアメリカ人をコロッ、コロッと投げ飛ばしていた姿がとても印象に残っています。

力を抜いているのに、巨体を投げ飛ばす――どうすればそのような力の出し方ができるのか。これを無意識のうちにできるならば、その人は天才と言われるでしょう。しかし、無意識のうちに行えない人には、さっぱり意味がわかりません。

藤平氏は考え方を説明する「How to say」の次元ではなく、どうやってそれを行うかという「How to do」を教えることが大事であると考えていました。

今は、指導者というよりも単なる評論家の方が多くなっています。選手のフォームに対して「手が下がっていますね。上げたらいいのに」と指摘することはできて

も、では、なぜ「上げたらいい」のか、何が大切だから上げるべきなのかは言えません。

「姿勢が崩れているから、手が下がっています。姿勢をチェックする必要があります」と教えるのが指導者です。藤平氏は本書でも紹介しているような「氣のテスト」などを行って、一つ一つ体感させながら、解説していました。

以後、私は、ヤクルト・スワローズ、西武ライオンズと二つの球団で監督を務めたのですが、監督時代には、チームの選手全員に、藤平光一氏の氣の指導を受けさせたものです。


さて、中村天風は、宇宙には、あらゆる生物が生きていくためのエネルギーがあると教えています。そして、人間は、大脳、小脳、間脳から、知らず知らずのうちに、この宇宙の生かすためのエネルギーを吸収しているということです。

藤平光一氏は、この宇宙エネルギーを「氣」と呼んでいます。そして、リラックスした状態で天地自然の氣と五体の氣を交流させる呼吸法として生み出されたのが

「氣の呼吸法」です。

天地自然との氣の交流が妨げられると、体は弱くなります。では、この宇宙の生命エネルギーである「氣」を、常にたくさん器に入れるにはどうすればいいのか。藤平氏は、心を積極的に使い、プラスの氣を出せば出すほど、交流は良くなると言います。そして、「プラスはプラスを惹き起こし、マイナスはマイナスを惹き起こす」と説いています。

一方、天風は「怒らず、恐れず、悲しまず」と表現しています。つまらないことに思いわずらったり、腹をたててはいけないということです。怒ったり恐れたり悲しんだりすると、血液が酸化するそうです。酸化すると同時に、宇宙のエネルギーを吸収する器が小さくなってしまうのです。

大切なことは、氣持ちを切り替えるということです。そして、正直、親切、愉快といった氣持ちで生きると、この宇宙のエネルギーはどんどん入ってきます。

宇宙のエネルギーが間脳に入ると、各セクションに「働きなさい」という命令が送られます。そうして、この五臓六腑が完璧に機能するようになると、健康な、健

全な肉体ができるというわけです。

プラスの氣を交流させるという生活をしていると、ちょっとした病氣やケガをしたとき、惑わされません。要するに体というのは、自分の意思を表現するための道具なのです。

だから「病氣にかかった。俺はダメだ」といって、氣持ちまで病人にする必要は何もありません。自分の心を表現する道具だと思えばいいのです。プラスの氣が交流した生活をしていると、自然治癒力というものが備わっているから、早く治ります。この自然治癒力が欠如した患者さんは、どんな名医にかかっても病氣は治りません。

最近は、どうすれば苦労せずに修得できるかということにばかり目が向けられているようです。ですが、正しい理論を教わって、その理論が無意識に出せるようになるには、やはり相当な練習が必要です。

監督時代、選手たちに理論を説明してから、「わかるか?」ときくと、彼らは「わ

かりました！」と答えたものです。ですが、彼らは頭でわかったにすぎません。だから私はそのようなときにはこう説いていました。

「頭の中には、大脳、小脳とある。聞いたことに対して『なるほど、そうか』と論理的に考えて受け答えをしている場所を大脳という。次に、毎日反復練習して、暗記し、大脳を通り越して、小脳が消化しだしたら、これは運動神経にすりこまれる。そうすれば理屈なく反応が出るようになる。そこまで行ってからでないと、お前たちは『わかった』と言ってはいけない」

藤平氏は、小さい頃は体の具合が悪かったため、いろいろな修行をされています。生きるか死ぬかという瀬戸際の修行で、つかんだものがあるのです。これは普通の人が理論的に教わって理解するのとは雲泥の差です。

だから、本書の「氣の呼吸法」も、やるならば本当に真剣に、無意識にできるところまで実践して、体得してもらいたいと思います。

まずは、「信じる」ということです。あれこれ疑問に思わず、「そうだ。一つ、これを信じてやってみよう」という意思決定をしてください。「絶対に自分はやる。

「そうすれば体が健康になる」と最終目標を設定しておかないと、人間はぐらついてしまいます。

私が監督を務めていたときは、「こうしないと絶対勝てないから、俺の言うとおりやってもらう」と断言し、選手たちが「きつい」など弱音を吐くと「ふざけるな」と振り切って、自分の決定を押し通していました。ですから、私のことを「優しい人」と言う人は誰もおらず、「鬼」と言われたものです。

最近のコーチや上司たちは、「鬼」ではなく、まずは好かれようとします。つらいことを要求しなければ、誰だって好かれます。ですが、その人のために「鬼」となって取り組むというのは、本当の意味で、親切なのではないでしょうか。

私は、大切な選手たちを預かった以上は、持てる全ての能力を発揮させたいという思いがあって、それならば日常生活のあり方をどのように形作ればいいかを逆算していました。そして、毎日ベストコンディションで出場してもらうため、必要なことを徹底的に守らせました。「たまにはいいじゃない」と人間のわがままを許してしまうと、土台が崩れてしまうからです。

ですから、毛細血管の隅々まで血流がよくなるという「氣の呼吸法」の理論を実践するには、一週間、十日やったぐらいで満足せず、死ぬまでやるという決心を持ってください。

そして、「我が天地か天地が我か、即ち、天地と一体となる至妙境に至る」ところまで体得していただきたいと思います。

――スポーツ評論家

この作品は二〇〇五年三月小社より刊行されたものです。

幻冬舎文庫

●最新刊
下北サンデーズ
石田衣良

弱小劇団「下北サンデーズ」の門を叩いた里中ゆいか。情熱的かつ変態的な世界に圧倒されつつも、女優としての才能を開花させていく。舞台に夢を懸け奮闘する男女を描く青春グラフィティ！

●最新刊
合併人事
二十九歳の憂鬱
江上　剛

ミズナミ銀行に勤める日未子は三十歳を前に揺れていた。仕事も恋も中途半端な自分。一方、社内では男たちが泥沼の権力闘争を繰り広げる。そして起きた悲劇とは？　組織の闇を描いた企業小説。

●最新刊
「心の病」なんかない。
大野　裕

うつ、不安、無気力、孤立感にもう苦しまない！誰もがぶつかる心のピンチへの対処法をベテラン精神科医が親身にアドバイス。つらい気持ちが楽になるモノの見方・考え方が身につく一冊。

●最新刊
ララピポ
奥田英朗

みんな、しあわせなのだろうか。「考えるだけ無駄か。どの道人生は続いていくのだ。明日も、あさっても」。格差社会をも笑い飛ばすダメ人間たちの日常を活写する、悲喜交々の傑作群像長篇。

●最新刊
陰日向に咲く
劇団ひとり

ホームレスを夢見る会社員。売れないアイドルを一途に応援する青年など、陽のあたらない場所を歩く人々の人生をユーモア溢れる筆致で描き、高い評価を獲得した感動の小説デヴュー作。

幻冬舎文庫

●最新刊
酔いどれ小籐次留書　薫風鯉幟（くんぷうこいのぼり）
佐伯泰英

百姓舟を営むうづが、商いに来ないことを案じる小籐次が聞きつけた彼女の縁談。だが一見、良縁の嫁入り話には、思いもよらぬ謀略が潜んでいた――。大人気時代小説シリーズ、圧巻の第十弾！

●最新刊
超意識
あなたの願いを叶える力
坂本政道

ベストセラー『死後体験』シリーズの著者が説く究極の成功法則。願望実現に必要なのが、自分を超え、宇宙とつながった存在である「超意識」。自分の意識のコントロール次第で、願いは叶う！

●最新刊
風の谷のあの人と結婚する方法
須藤元気　森沢明夫

格闘家から作家へ。変幻自在のトリックスターが、〝幸せに生きるヒント〟を大公開。自分を見失いそうになった時、読めば気持ちが軽くなる。哲学に笑いを交えた未だかつてない名エッセイ。

●最新刊
永遠の旅行者(上)(下)
橘　玲

「資産を、息子ではなく孫に相続させたい。ただし国に一円も納税せずに」突然、現れた老人の依頼は、二十億円の脱税指南だった。実現可能なスキームを駆使した税務当局驚愕の金融情報小説！

●最新刊
覇王の夢
津本　陽

明智光秀が謀反を企てた理由。信長が企図した朝廷の権威を決定的に貶める改革の中身。天下統一の先に思い描いた究極の夢――。稀代の権力者をめぐる最大の謎に迫る津本版信長公記、完結編。

幻冬舎文庫

氣の呼吸法

全身に酸素を送り治癒力を高める

藤平光一

幻冬舎文庫

●最新刊
爆笑問題の戦争論 爆笑問題の日本史原論
爆笑問題

日本はなぜ戦争をしたのか？　戦争とは何か？　その謎に太田光が挑んだ！　日本が起こし、あるいは巻き込まれた、戦争の歴史を、日清戦争から精妙に追って太平洋戦争が終わるまで、完全解説。

●最新刊
死小説
福澤徹三

入院先のベッドの上で非業の死を遂げた男の「憎悪の転生」、小中学生の男女が離れにこもる暗い遊びのエロスと恐怖を描く「夜伽」など全五篇。真夏の闇を切り裂く、傑作怪談・ホラー小説集。

●最新刊
内側から見た自衛隊
松島悠佐

演習場が狭いため、わざわざ飛ばない弾を開発。料金所を通れず戦車は高速道路を走れない。阪神・淡路大震災の最高指揮官として災害救助を指揮した著者が明かす、笑うに笑えない自衛隊の真実。

●最新刊
海に沈む太陽(上)(下)
梁石日（ヤン・ソギル）

イラストレーターになるという夢を抱き渡米した曾我輝雅を待っていたのは、人種差別と苛酷な環境だった。画家・黒田征太郎の青春時代をもとに、自分を信じて生き抜くことの尊さを描いた大長編。

●最新刊
御家人風来抄 天は長く
六道　慧

緒方弥十郎が二夜をともにしたおりょうが謎の死を遂げた。別れ際に彼女が発した言葉を手がかりに、弥十郎は調べに乗り出す。捜査はやがて過去に闇へ葬られたある事件へつながっていく――。

氣の呼吸法

全身に酸素を送り治癒力を高める

藤平光一

平成20年8月10日　初版発行
平成26年8月25日　9版発行

発行人——石原正康
編集人——菊地朱雅子
発行所——株式会社幻冬舎
〒151-0051東京都渋谷区千駄ヶ谷4-9-7
電話　03(5411)6222(営業)
　　　03(5411)6211(編集)
振替00120-8-767643
印刷・製本—図書印刷株式会社
装丁者——高橋雅之

検印廃止
万一、落丁乱丁のある場合は送料小社負担で
お取替致します。小社宛にお送り下さい。

幻冬舎文庫

ISBN978-4-344-41177-7　C0195　と-6-2

幻冬舎ホームページアドレス　http://www.gentosha.co.jp/
この本に関するご意見・ご感想をメールでお寄せいただく場合は、
comment@gentosha.co.jpまで。